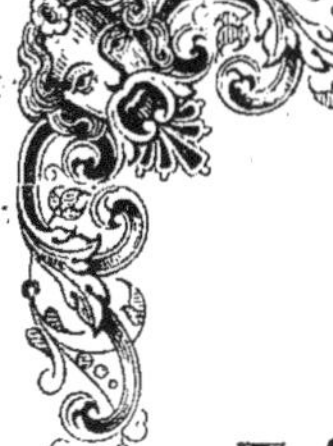

LETTRES

SUR

L'HOMOEOPATHIE

OU

RÉFUTATION COMPLÈTE DE CETTE MÉTHODE CURATIVE,

PAR

P.-A. MANEC Jeune,

Dr. M. P.,

ANCIEN PROFESSEUR PARTICULIER D'ANATOMIE ET PROSECTEUR AU COURS DE
MÉDECINE OPÉRATOIRE DE M. MANEC AÎNÉ (a l'amphithéâtre général
des hôpitaux); ANCIEN CHIRURGIEN MILITAIRE.

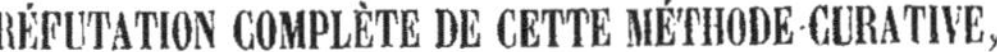

L'Homœopathie est un système Médical qui a pour
base l'inconnu, pour but l'impossible et pour résultat
la nullité.   (Trousseau.)

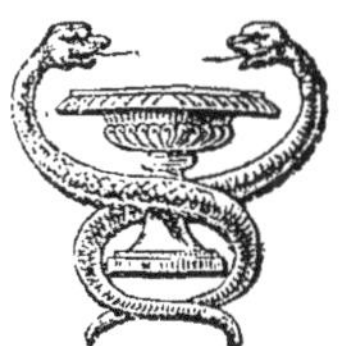

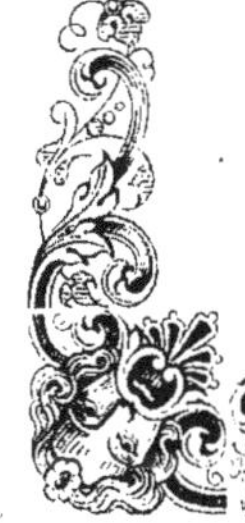

A PARIS

LIBRAIRIE DE VICTOR MASSON,

PLACE DE L'ÉCOLE DE MÉDECINE. 17.

—

1855.

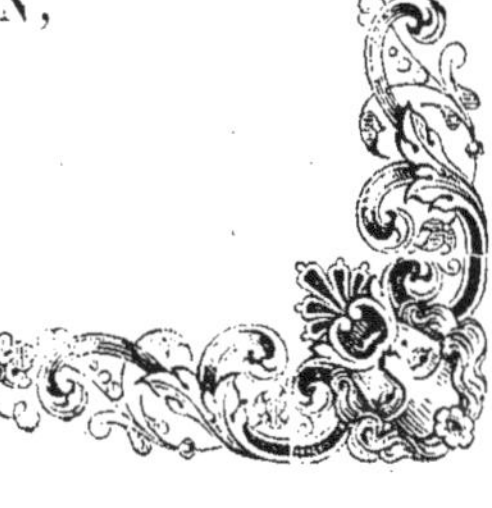

LETTRES

SUR

L'HOMOEOPATHIE.

LETTRES

SUR

L'HOMOEOPATHIE

OU

RÉFUTATION COMPLÈTE DE CETTE MÉTHODE CURATIVE,

PAR

P.-A. MANEC JEUNE,

D^r. M. P.,

ANCIEN PROFESSEUR PARTICULIER D'ANATOMIE ET PROSECTEUR AU COURS DE MÉDECINE OPÉRATOIRE DE M. MANEC AÎNÉ (à l'amphithéâtre général des hôpitaux); ANCIEN CHIRURGIEN MILITAIRE.

L'Homœopathie est un système Médical qui a pour base l'inconnu, pour but l'impossible et pour résultat la nullité. *(Trousseau.)*

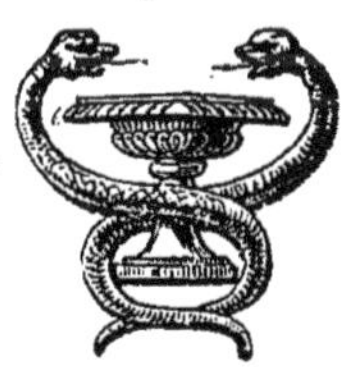

A PARIS

LIBRAIRIE DE VICTOR MASSON,

PLACE DE L'ÉCOLE DE MÉDECINE, 17.

1855.

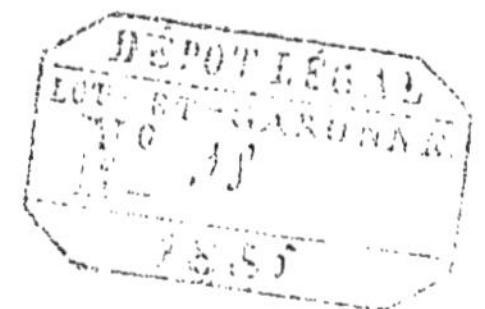

A mon Frère

P.-J. MANEC AINÉ,

Chirurgien en Chef de l'Hôpital de La Salpétrière,

MON PREMIER MAITRE.

𝔄ffection. 𝔎econnaissance

MANEC, jeune.

Montpezat, le 15 juin 1855.

Agen, le 25 Avril 1855.

Monsieur,

Parmi toutes les hérésies qui ont, à diverses époques, agité le Corps Médical et affligé les amis sincères de la science, il en est une qui se distingue des autres par sa prétention ridicule de faire beaucoup avec rien.

Fondée sur le principe des semblables, principe vrai en apparence dans quelques cas déterminés, elle a voulu le généraliser et l'appliquer indistinctement à tous les états organo-pathiques.

Le problème était donc celui-ci : Un symptôme donné, trouver le Spécifique qui, chez l'homme sain, développe un phénomène analogue. Le Spécifique trouvé, le malade devait guérir infailliblement. Un peu de temps, un peu de patience, et l'Humanité allait être dotée de la plus sublime des découvertes ; malheureusement l'Homœopathie s'est déclarée adulte avant l'âge, et nous croyons que ce beau rêve s'évanouira comme tant d'autres.

La Médecine est une science d'observations, et celui-là seul est bon Médecin qui sait observer. Mais l'observation individuelle serait bien insuffisante si on n'y joignait l'observation générale et traditionnelle, c'est-à-dire les données acquises par l'expérience de nos prédécesseurs et acceptées comme vraies par l'expérimentation moderne. Il y a malheureusement en Médecine, comme dans les autres sciences, comme en Littérature même, des esprits faux et aventureux qui portent de temps en temps la perturbation dans les faits les plus incontestés, comme dans le langage le plus précis et le plus correct.

Vouloir plier la science aux bizarreries de son esprit, aux caprices de son imagination, c'est manquer le but d'utilité que doit se proposer tout Réformateur.

Inventer dans l'ombre d'un cabinet, coucher sur le vélin théories sur théories, laisser errer son imagination à travers ces mirages trompeurs est chose bien facile ; mais quand il faut soumettre ces théories au creuset de l'expérience, que de déceptions ! que de revers !..... C'est ce qui est arrivé au *grand Hahnemann.* Ses premières expériences furent plus que négatives. Alors une idée bizarre, fantasque, incroyable, traversa la tête fêlée de ce *maître.* Les doses des médicaments administrés à ses malades étaient peut-être trop élevées ; de là les insuccès, et il inventa cette fameuse loi des dilutions et atténuations, nous allions oublier l'ingénieuse *succussion,* — c'est-à-dire l'art d'administrer de l'eau pure ou l'équivalent de boulettes de mie de pain, ainsi que l'a hautement proclamé en pleine Académie et sans trouver un seul contradicteur, le professeur Piorry, dans la séance du 6 Mars dernier. » —

Il fallait être doué d'un grand travers d'esprit ou de beaucoup d'audace pour offrir *cela* au monde scientifique, et, chose déplorable ! il y eut des adeptes *plus ou moins sincères* de ce Système. — La Médecine Homœopathique fut acceptée comme une nouveauté : ce fut la Médecine à la mode ; le grand monde s'en empara. — Nos spéculateurs avaient frappé juste, et dans cette spéculation de la crédulité publique, la France hélas ! après l'Allemagne, pays nébuleux s'il en fut, se prit d'un fol amour pour cette facile Thérapeutique qui n'offrait aux malades ni répugnances à vaincre ni douleurs à supporter.

Du bruit, du scandale, des journaux payés à tant la ligne, des articles cotés au niveau de l'éloge, tout fut mis en œuvre.

La Médecine traditionnelle laissait passer le flot. Elle avait stigmatisé l'Homœopathie au berceau, elle attendait paisiblement sa mort, — lorsque tout-à-coup, dans le midi de la France, à Bordeaux, un cri terrible se fait entendre : — « La vieille Médecine se meurt ! la vieille Médecine est morte ! citée à la barre hahnemannienne, elle a refusé de comparaître ! » — L'Allopathie lui avait dit, comme Horace : *Odi profanum vulgus !*

Le mensonge et le charlatanisme seuls ne comprennent rien à cette dignité, à cette pudeur. Aussi les Homœopathes se sont-ils empressés d'interpréter cette abstention à l'avantage de leur cause.

Le scandale leur avait échappé à la tribune, il fallait l'obtenir à tout prix ; et dans ce fameux Congrès il fut arrêté que chaque Membre, rentré dans ses foyers, jetterait une brochure à la curiosité publique ; on annoncerait effrontément la guérison infaillible du fléau qui frappait sans pitié la France entière. — Le coup de filet réussit, le public se laissa prendre, et les Pharmacies Homœopathiques firent de l'or au moyen du *Cuprum*, de l'*incomparable Veratrum* et de l'*Arsenicum*. La pierre philosophale, cherchée pendant des siècles, venait d'être enfin découverte !

Agen ne pouvait être épargné dans cette avalanche de brochures. Un insolent pamphlet, à l'adresse de l'Allopathie et de ses adeptes, parut. L'indignation au cœur, le docteur Selsis répondit par quelques pages empreintes du sentiment qui l'animait.

Mais un bien juste châtiment attendait ces audacieux Sectaires. — Discuter leur Doctrine, mettre leurs idées à la portée du public, faire comprendre tout le vide de ces élucubrations, c'était frapper l'Homœopathie au cœur ! Il fallait, pour une entreprise aussi vaste, bien du courage et une patience à toute épreuve !......... — M. le docteur MANEC a eu ce courage et cette patience. Honneur à lui ! il est entré en lice armé de pied en cap ; il avait vu l'Homœopathie à l'œuvre ; il avait confié des malades aux Homœopathes, il avait expérimenté lui-même, il avait médité les ouvrages des chefs de l'Ecole.

Il a énergiquement interpellé les Homœopathes, qui sont muets Depuis cinq mois M. MANEC les tient attachés au pilori de la honte et du ridicule, sans qu'ils aient osé répliquer un seul mot !... — Qu'auraient-ils répondu d'ailleurs à cette Réfutation nette, précise, écrasante que notre laborieux Confrère rédige avec tant de verve et de clarté?... Et s'il est sorti pour nous une conviction de cette longue lutte, — c'est que M. MANEC connaît bien mieux la science homœopathique que beaucoup de ceux qui emploient l'Homœopathie au chevet du malade.

Une Commission s'est formée au chef-lieu du Département pour donner à notre digne Confrère un témoignage éclatant de ses sympathies, en présidant à la réimpression de cette excellente critique, digne de rester dans l'histoire des hérésies médicales de notre temps. — Nous faisons un appel à tout le Corps Médical, pour nous aider à faire porter à cette Œuvre tous ses fruits : Elle s'adresse aux jeunes Praticiens qui pourraient se laisser entraîner dans cette voie dangereuse et qui ne leur réserverait que d'affreux mécomptes : Elle s'adresse aussi aux personnes studieuses et vraiment éclairées de la société, qui n'auront pas besoin de peser longtemps la valeur des arguments des deux partis, pour comprendre à quelles fatales illusions ils avaient livré leur esprit et combien de familles étaient menacées dans leurs plus chers intérêts par de fallacieuses et pompeuses promesses.

Les Adhésions qui nous sont parvenues de plusieurs points du Département et des Départements voisins, dès que nos intentions ont été connues, nous sont un garant de celles que nous recevrons des Confrères auxquels nous nous adressons loyalement et dans un intérêt général.

CAHUAC, d.-m. P. à Agen, Chirurgien-Major en retraite ;

DUPÉRIÉ. d.-m. P. à Agen ;

FRAICHINET, d.-m. P. à Agen ;

J. DE LAFFORE, d.-m. P. à Agen ;

SARRAU, d.-m. P. à Agen,

SELSIS, d.-m. P. à Agen ;

BOISSY-DUBOIS, d.-m. P. à Clairac ;

BRIFFAULT, d.-m. P. à Sainte-Livrade ;

CONTÉ, d.-m. P. à Aiguillon ;

DANEY, d.-m. P. à Marmande, ex-Chirurgien-Major ;

DUBREUIL, d.-m. P. à Bordeaux ;

DUBOURG, d.-m. P. à Marmande, Membre correspondant
   de l'Académie de Médecine ;

LACOMBE, d.-m. P. à Sainte-Livrade ;

LAFAURIE, d.-m. P. à Cancon ;

ROUGÉ, d.-m. P. à Laffitte ;

PICHAUZEL, d.-m. à Clairac ;

DE VILLEMOR, d.-m. P. à Castelmoron, Membre du Conseil
   Général.

L'Ouvrage de M. le docteur MANEC, formant un volume in-8°, paraîtra par Souscription, dont le Prix est de 5 francs. Toutefois, on laisse à chaque Souscripteur la faculté de souscrire pour une plus forte somme.

S'ADRESSER :

A M. BARRIÈRE, imprimeur, rue de la Grande-Horloge, à Agen ;

A M. le Docteur MANEC, Médecin, à Montpezat ;

A M. le Docteur DUBOURG, Médecin, à Marmande ;

A M. le Docteur ESPAGNAC, Médecin, à Nérac ;

A M. le Docteur BOISSY-DUBOIS, Médecin, à Clairac ;

A M. GLADY, Libraire, à Villeneuve.

Agen, imprimerie de J.-B. Barrière.

AVIS DE L'ÉDITEUR.

L'ouvrage que nous éditons aujourd'hui a déjà subi l'épreuve décisive de la publicité, et l'accueil qu'il a reçu à son apparition de la part des Médecins du département de Lot-et-Garonne, est un sûr garant du succès qui l'attend sans doute auprès de tout le Corps Médical.

Ces Lettres ont été écrites à la suite de cette dernière réunion de rêveurs, qu'on a qualifiée du titre pompeux de *Congrès Homœopathique de Bordeaux* (1). Après y avoir péroré fort à leur aise et condamné, par défaut, la Médecine traditionnelle, Messieurs les Homœopathes se mirent à chanter victoire et en devoir de l'exploiter à leur profit. La vieille Médecine s'avouait vaincue, disaient-ils, puisqu'elle avait refusé de comparaître devant leur aréopage. N'avait-elle pas, au reste, complètement abdiqué en présence du Choléra ? C'était donc à eux que le public devait s'adresser pour se préserver ou se guérir du terrible fléau (2) !

Tant de jactance ne pouvait rester impunie. Un disciple fervent des grands Maîtres de l'art, M. le docteur Manec, cédant à une juste indignation, a relevé le gant si imprudemment jeté à l'Allopathie. « Il a énergiquement interpellé

---

(1) Elles ont paru dans un journal hebdomadaire d'Agen, *le Papillon*.

(2) *Courrier de la Gironde* et *Journal de Lot-et-Garonne,* Septembre 1854.

« à son tour les Homœopathes , qui sont restés muets. Pen-
« dant huit mois qu'a duré sa polémique, il les a tenus atta-
« chés au pilori de la honte et du ridicule, sans qu'ils aient
« osé répliquer un seul mot !..... Qu'avaient-ils à répondre,
« d'ailleurs, à cette Réfutation nette, précise, écrasante,
« écrite avec tant de verve et de clarté (1) ? »

Messieurs les Médecins de Lot-et-Garonne « voulant don-
« ner à leur digne confrère un témoignage éclatant de leurs
« sympathies et de leur reconnaissance, ont pris la résolu-
« tion de faire imprimer, à leurs frais, cette excellente criti-
« que, digne de rester dans l'histoire des hérésies médicales
« de notre temps. Elle s'adresse, ajoutent-ils, aux jeunes
« praticiens qui 'pourraient se laisser entraîner dans une
« voie dangereuse qui ne leur réserverait que d'affreux mé-
« comptes ; et aux personnes studieuses et vraiment éclai-
« rées de la société, qui n'auront pas besoin de peser
« longtemps la valeur des arguments des deux partis pour
« comprendre à quelles fatales illusions on a cherché à les
« entraîner et quelles fallacieuses promesses on a fait son-
« ner à leurs oreilles (2). »

C'est donc sous le patronage des Médecins les plus recommandables du Lot-et-Garonne, auxquels se sont joints un
grand nombre de leurs confrères des départements voisins,
que nous publions cette édition de *la Réfutation complète de
la Méthode Homœopathique*. Un baptême aussi honorable nous
dispense de faire de ce livre un éloge qui paraîtrait suspect
de notre part, quelque mérité qu'il pût être d'ailleurs.

Paris, août 1855.

(1 et 2) Extrait du Prospectus adressé par MM. les Médecins, qui ont pris
l'initiative de cette publication, à leurs Confrères du Midi de la France.

PRÉFACE.

Les esprits hardis et aventureux qui se sont lancés de bonne foi dans la voie des réformes sociales ont eu presque tous un point de départ qui leur est commun : des souffrances réelles à soulager, et pour mobile les sentiments les plus honorables. Ce sont des cœurs tendres et généreux qui, en sentant s'émouvoir leurs entrailles à l'aspect des misères dont gémissent les classes les plus nombreuses de la société, ont pris la noble résolution d'y chercher un remède et d'en arrêter le cours. Malheureusement ces réformateurs n'ont été que des utopistes. Ils se sont trompés d'abord sur la cause et sur l'origine de nos maux, en les attribuant à l'organisation vicieuse des sociétés actuelles, tandis qu'ils sont plutôt une conséquence des fautes de l'individu. Ils ont encore commis une erreur grave en refusant de tenir compte des leçons du passé dans leurs projets de réforme radicale de l'état social, et en voulant fonder une société nouvelle et perfectionnée avec ce qu'ils appelaient les débris gangrenés de l'ancienne. La plupart d'entre eux ont usé leur vie et leur fortune à ce labeur impossible.

Le bon sens public et la sagesse des gouvernements

ont refusé de se prêter à ces tentatives hasardées , et ils ont prévenu peut-être ainsi une désorganisation complète de la société. Des hommes supérieurs ont démontré que le bien-être général avait suivi une marche croissante, sinon uniforme , depuis le commencement du monde , et que la somme de celui dont nous jouissons aujourd'hui était bien au-dessus de ce qu'elle avait été à toutes les périodes des temps antérieurs. Ils ont pensé que des institutions capables de produire des résultats aussi satisfaisants n'étaient pas indignes de nos respects, et que s'il était permis d'essayer de les perfectionner, il n'était pas prudent d'en faire table rase , alors qu'on n'avait à leur substituer rien qui leur fût préférable. Ce serait en outre commettre une étrange méprise que de rejeter sur la société entière tous les malheurs qui pèsent sur l'individu , de l'en rendre responsable, alors qu'on exonère pour ainsi dire celui-ci de ses propres devoirs envers ses semblables et de toute prévoyance pour lui-même. C'est une erreur grave dans laquelle sont tombés tous les Socialistes de notre époque.

Sans doute les gouvernements actuels ne sont pas la dernière expression des progrès de l'esprit humain , et personne n'oserait affirmer qu'à partir de nos jours l'humanité soit condamnée à une immobilité désolante et à rouler éternellement son rocher de Sysiphe. Mais s'il est un moyen d'améliorer notre état , il doit consister principalement dans la moralisation et le perfectionnement des individus ; les institutions sociales ne tarderont pas ensuite à se mettre au niveau de la moralité générale. Dans un bal , dans une salle de spectacle , c'est le bon goût, c'est l'élégance du costume de chaque membre de la réunion qui, joints à l'agrément des physionomies, font la beauté de l'ensemble. De même en société ce sont les mœurs privées qui font les mœurs publiques; c'est l'homme honnête et laborieux qui fait le bon père de famille et le bon citoyen; et ce sont les bons citoyens qui font les bons gouvernements.

Dans les sciences, on ne suit pas en général la marche irrégulière que les novateurs ont tenté d'imprimer aux réformes politiques, car il ne saurait y avoir ici de réforme radicale à opérer, mais seulement des perfectionnements à introduire. Chaque science, en effet, reposant sur une somme de faits bien établis, ceux-ci doivent rester inébranlables, et tout progrès réel consiste à les bien expliquer, à les coordonner entre eux et à en déduire logiquement des conséquences théoriques ou pratiques plus justes et plus avancées que celles qu'on en avait tiré jusques-là. Les progrès et les découvertes de cette nature se discutent dans le sein des académies, et ces débats ne passionnent jamais assez les esprits pour mettre la société en péril. Aussi les gouvernements se préoccupent-ils fort peu des nouveaux systèmes scientifiques, et ils n'interviennent ordinairement que pour encourager ou pour récompenser les travaux d'une utilité publique. L'expérience et quelques déceptions personnelles font bonne justice des erreurs en ce genre, et les essais malheureux peuvent même être utiles en indiquant les écueils qu'il faut éviter. Il y a donc convenance et pas le moindre danger à laisser dans cette voie un libre essor à l'esprit humain.

La Médecine nous paraît devoir faire exception à cette loi de tolérance générale, en raison des conséquences

fatales que l'application d'un faux système peut entraîner après elle. Si la Médecine est une science qui offre
quelque chose de positif, il doit être évident que le remède le plus propre à guérir une maladie ne saurait être
remplacé par un autre remède à effet diamètralement
opposé au sien, sans préjudice pour le malade. Tous les
systèmes médicaux ne peuvent donc avoir la même valeur. Il n'y a dès lors aucune raison pour qu'un gouvernement qui est chargé de veiller à la conservation de la
santé des citoyens, tout aussi bien qu'à celle de leur fortune, laisse impunément mettre en pratique les théories
les plus extravagantes, et tolère tous les genres de charlatanisme. Quand les Corps enseignants et les Sociétés
savantes chargés par l'autorité de conserver les bonnes
traditions, de propager les saines doctrines, et de mettre un frein aux caprices des esprits déréglés, sont unanimes pour repousser une mauvaise Doctrine médicale,
ne serait-il pas permis d'en interdire l'application au lit
des malades?

Ce serait porter atteinte, dira-t-on, à la liberté du
Médecin, dont la conduite ne doit relever que de sa conscience. Telle ne peut être notre intention, car nous
professons le principe que le Médecin éclairé et consciencieux n'est pas justiciable des tribunaux humains; ce
n'est qu'à Dieu seul qu'il doit compte de ses actes, et des
motifs qui les déterminent. Mais toute liberté ne doit-elle
pas avoir ses limites? Que dirait-on du Médecin qui, en
présence d'une artère ouverte, négligerait tout moyen
d'arrêter l'hémorrhagie, ou de celui qui appliquerait un
bandage contentif pour empêcher la sortie d'un fœtus à
terme? Leur ignorance ou leur incurie ne mériterait-

elle pas d'être sévèrement punie? Il appartient donc à l'autorité d'empêcher les trop grands écarts dans l'exercice de la Médecine; et tous les systèmes médicaux, ceux qui sont réprouvés par la saine raison, comme ceux qui ont reçu la sanction d'une longue expérience, ne peuvent mériter de sa part ni la même protection, ni la même tolérance.

Nous ne voudrions pas faire l'application de ces principes à l'Homœopathie, ni être accusé de rédiger contre elle une espèce de réquisitoire; et cependant s'il était bien reconnu que cette méthode est une folie, ne faudrait-il pas mettre les Homœopathes dans l'impossibilité de nuire, comme on y met les autres espèces de fous?

Hahnemann a malheureusement prouvé qu'il appartenait à cette dernière catégorie, et par ses excentricités il a lui-même frappé son système d'une grande suspicion. Il a dédaigné de suivre la marche ordinaire des Réformateurs, soit dans les sciences, soit en politique. Ce ne sont pas les cris de l'humanité souffrante qui ont remué ses entrailles, ni l'état d'imperfection de la Médecine et l'insuffisance de ses moyens curatifs qui l'ont porté à la recherche d'un meilleur système médical. Il a été conduit à cette découverte par un simple effet du hasard, et il a déduit sa méthode d'un fait unique et mal observé. Sa déduction partant ainsi d'une base erronée, ne pouvait pas être juste; aussi tout est-il faux en Homœopathie, et le principe sur lequel son auteur prétend appuyer sa théorie, et les conséquences pratiques qu'il en fait dériver.

C'est en traduisant la matière médicale de Cullen, que le novateur allemand frappé, nous dit-il, du peu de valeur des explications données par les auteurs sur le mode d'action du quinquina, fut conduit à étudier lui-même cette action. Les expériences qu'il fit à ce sujet lui démontrèrent que le quinquina ne guérit la fièvre intermittente que parce qu'il est propre à la donner aux personnes qui en font usage en état de santé. Il se hâta de conclure de ce fait inexact que tous les médicaments n'avaient d'action efficace contre les états morbides, que par la vertu qu'ils possédaient de produire des symptômes analogues à ceux de ces mêmes maladies. De là la grande loi des *semblables* et l'origine de l'Homœopathie.

Découverte en 1790, elle fit d'abord des progrès fort lents dans le Corps médical, et pendant une trentaine d'années elle est restée l'apanage de quelques esprits étroits et paresseux, séduits par les rêveries de Hahnemann ou alléchés par sa facile Thérapeutique. Cette singulière Doctrine resta à peu près ignorée en France jusqu'en 1827, époque à laquelle le docteur Holland en publia une analyse abrégée dans le 1ᵉʳ volume du *Journal des Progrès*, etc., etc. Quelques temps auparavant, en 1824, M. Brunnow avait bien traduit à Dresde l'Organon en français; mais on ne lisait pas cette mauvaise traduction.

C'est notre infatigable traducteur Jourdan qui a eu le triste mérite de répandre parmi nous les ouvrages de la nouvelle École, en les faisant passer dans notre langue. Il commença par l'Organon, en 1832.

A cette époque, quelques disciples de Hahnemann, précédant leur Maître à Paris, étaient déjà venus professer sa méthode dans une ville qui, pour être la capitale du monde civilisé, comme on se plait à l'appeler, n'en offre pas moins une proie assurée à tous les genres de charlatanismes. Des théoriciens à songes creux et quelques ambitieux sans clientèle vinrent bientôt grossir ce premier noyau de fervents adeptes. On fonda alors des journaux spéciaux; on s'ouvrit une espèce de chaire; en un mot, on fit du bruit pour attirer un peu l'attention publique.

Ces nouveaux sectaires, tous à peu près inconnus dans la science, se rendirent suspects par le mépris qu'ils affichaient pour la Médecine des grands Maîtres. Ils se présentaient néanmoins avec un tel aplomb, ils montraient une foi si robuste pour leur méthode, et ils vantaient si haut leurs prétendus succès, que des hommes consciencieux et des plus éclairés se crurent obligés de faire des essais cliniques sur la Thérapeutique des Homœopathes.

Des expériences multipliées furent faites en conséquence dans plusieurs hôpitaux de Paris, au milieu des circonstances les plus propres à en assurer le succès. Les résultats obtenus ayant tous été négatifs ou contraires à l'Homœopathie, celle-ci fut définitivement jugée aux yeux des hommes instruits et positifs. Du même coup elle se vit fermer l'entrée de nos Sociétés savantes et exclure à jamais de l'enseignement de nos Écoles.

Mais le public crédule ne se rend pas à de pareils arrêts; il ne lit pas d'ailleurs les Recueils scientifiques où sont consignées les sentences de cette nature. Il a donc continué à se laisser duper par les nouveaux charlatans, et les Homœopathes forcés de renoncer aux palmes académiques, et presque repoussés du Corps médical dans

Paris, n'en ont pas moins continué à faire d'assez bonnes recettes. Cela a paru les consoler.

Ces succès de mauvais aloi ont séduit quelques Médecins à principes flottants et tenté la cupidité de quelques autres. L'Homœopathie a continué de se recruter dans les rangs obscurs de la milice médicale, sans pouvoir atteindre l'élite de ce Corps. Une seule exception s'est produite à l'Ecole de Montpellier, comme pour la punir de son vitalisme parfois trop exclusif. Un professeur éclos sous le ciel brûlant de l'Espagne, et encore imbu d'une philosophie mystique et nuageuse, M. Rizueño de Amador (1) s'éprit de cette chimère et l'importa dans sa chaire de la Faculté. Le bon sens de ses élèves le força bientôt de rentrer dans le giron d'Hippocrate. Mais comme les mauvais exemples trouvent toujours des imitateurs, deux anciens agrégés de la même École ne tardèrent pas à tomber dans les mêmes égarements, l'un à Lyon et l'autre à Agen.

Les choses en étaient là; personne ne songeait à discuter sérieusement une Doctrine qui semble au-dessous de toute discussion, lorsque les Homœopathes, voulant se donner les apparences d'un vernis scientifique, songèrent à se réunir en Congrès.

La dernière de ces réunions eut lieu à Bordeaux, en août 1854. L'Allopathie ayant été sommée de comparaître à la barre de ce tribunal burlesque, y fut condamnée par défaut. « Elle avait fui la discussion, elle avait re-« fusé le combat loyalement offert : N'était-ce pas s'a-

----

(1) Ex-professeur de philosophie et même je crois de théologie dans quelque séminaire espagnol.

« vouer vaincue ? » Une foule de petits journaux aux gages des Homœopathes publièrent cette grave sentence et
entonnèrent des chants de triomphe. Comme si ce n'eût
pas été assez de tout ce scandale, on inonda le midi de
la France de brochures sur le traitement préservatif et
curatif du choléra. On lisait dans l'une d'elles : « Il est
« absolument interdit de mélanger le traitement homœ-
« opathique avec les remèdes préconisés par l'ancienne
« Médecine ; une telle association serait une monstruo-
« sité. » Suivait ensuite la liste des médicaments dont il
fallait se pourvoir à l'avance, et que l'on pouvait se
procurer chez les pharmaciens « ayant déjà donné des
gages à l'Homœopathie (1). »

La mesure nous parut comblée, et, cédant à notre indignation sans consulter nos forces, nous adressâmes aux
trois Homœopathes d'Agen la lettre suivante :

A MONSIEUR LE RÉDACTEUR DU *PAPILLON*.

Monsieur le Rédacteur,

Après l'article triomphant et laudatif de l'Homœopathie,
inséré dans le Nº 119 du *Journal de Lot-et-Garonne*, et après
la publication toute récente d'une brochure sur le traitement homœopathique du Choléra, par un Médecin important de votre ville, il n'est plus permis de garder le silence.
Le devoir d'éclairer le public abusé incombe à tout Médecin honnête homme qui ne croit pas à l'efficacité des médicaments administrés à des doses d'une fabuleuse exiguïté.

(1) Instruction pour le traitement homœopathique préservatif et curatif du
choléra, par M. ANDRIEU, d'Agen, ancien professeur-agrégé de la Faculté
de Médecine de Montpellier.

Ce serait une grave erreur de croire que la Médecine ordinaire, la Médecine du sens commun, cette Médecine rationnelle que professent tant de célébrités de nos Facultés, ait pris condamnation parce qu'elle a dédaigné de répondre au prétendu appel qui lui a été fait par le Congrès de Bordeaux. Chacun sait que ces sortes de réunions constituent autant de sociétés d'admiration mutuelle, où chaque membre se donne le plaisir facile de venir triompher à son tour, parce qu'il ne rencontre que des compères pour contradicteurs et des amis pour thuriféraires. A quoi bon se mettre en frais de voyage et d'éloquence, pour aller devant un public incompétent nier ce que d'autres affirment!..... Lorsqu'une discussion en est arrivée à ces termes, il n'y a plus qu'à en appeler aux faits et à les interpréter à l'aide d'une rigoureuse logique. En bonne Médecine, c'est au lit des malades qu'il faut étudier les faits cliniques et non les produire dans une arène de déclamation. Eh bien! Messieurs les Homœopathes, le président du Congrès médical en tête, ont de tout temps cherché à éviter les discussions de cette nature, lorsqu'on a voulu prendre les précautions nécessaires en pareille matière pour éviter l'erreur et la fraude. Toutes les fois qu'ils ont eu l'imprudence de faire des expériences devant des hommes éclairés, partout ces expériences ont été négatives.

Les partisans de l'Allopathie n'avaient donc que faire au Congrès de Bordeaux, dont toutes les discussions étaient à leurs yeux frappées d'avance d'une stérilité radicale. Ils auraient envain demandé des faits bien authentiques à des adversaires qui n'en avaient que sur le papier, recueillis par euxmêmes. Ne serait-ce pas là des preuves bien convaincantes?

Pour la tranquillité de ma conscience, j'ai eu la bonhomie d'étudier cette Doctrine pendant trois ou quatre ans, bien que l'Homœopathie me parût absurde *à priori*. J'ai lu dans ce but les ouvrages fastidieux de l'Ecole. L'impression que j'en ai ressentie a été des plus pénibles : le vide et le dégoût ! J'en ai causé parfois avec des Homœopathes de profession ; ils ont été forcés de convenir que leur prétendue science était contraire à la raison, et que des faits bien avérés pouvaient seuls convaincre les incrédules. Ils ont eu la bonté de me promettre des faits de cette nature ; depuis six ans je les attends encore. Ce silence est à mes yeux un signe d'impuissance, et jusqu'à preuve du contraire je reste bien persuadé qu'il me sera très facile de démontrer qu'il n'y a pas d'Homœopathes de bonne foi ou qu'ils pèchent contre le bon sens.

Il y a deux choses bien distinctes à considérer dans l'Homœopathie : le principe, et la manière de l'appliquer.

Hippocrate a dit depuis longtemps : *vomitus vomitu curatur* (c'est là l'origine du principe des *semblables*). Nous ne l'avons jamais nié, nous le trouvons seulement d'une application assez restreinte. Les Homœopathes, de nos jours ont voulu se donner le mérite de généraliser cette application. Les Homœopathes, vraiment dignes de ce nom, les purs, sont même tout-à-fait exclusifs, et ils s'abstiennent avec soin de toute alliance impure avec les autres méthodes curatives ; ce serait à leurs yeux une *monstruosité.* MM. les Homœopathes d'Agen sont-ils de ce nombre ? Refuseront-ils, par exemple, de donner de l'oxygène à l'asphyxié qu'on retire de la rivière, et chercheront-ils à augmenter la masse du sang chez le tempérament apoplectique qui tombe frappé d'une congestion cérébrale ?... — Je les défie de prescrire un globule des *semblables* dans les cas où l'indication des *contraires* est si évidente et leur emploi d'une utilité si incontestable. Si ces Messieurs se bornent à faire usage des *semblables,* dans le cas seulement où cet usage leur paraît indiqué, ils cessent d'être Homœopathes pour devenir Éclectiques ; et ils ne font alors que ce que font tous les bons esprits.

Mais ce qui appartient en propre aux Homœopathes, c'est l'administration des doses infinitésimales et la préparation des médicaments. Je leur demanderai à ce sujet :

1° Croient-ils, bien sérieusement, qu'un atome de lycopode dissous dans toute l'eau de notre globe conserve encore une action sensible ? — Nous ne serions cependant qu'à la seizième ou dix-septième dilution. Que serait-ce si nous allions jusqu'à la 16,000ᵉ !...

2° Quelle est l'opinion de nos Homœopathes sur l'effet des secousses et des dilutions successives dans la préparation des médicaments ? Cet exercice puéril sert-il à *exalter* ou à *dompter* la puissance du remède ?... — Je ne dirai pas ici : Hippocrate dit oui, et Galien dit non ; car il n'y a ni des Hippocrates ni des Galiens dans l'Homœopathie ; mais je dirai que les Homœopathes sont partagés en deux camps, à peu près égaux, dans une question qui serait fondamentale, si elle pouvait être sérieuse.

3° Lorsqu'un médicament a fourni à l'expérience pure de 1,200 à 1,500 symptômes pathogénétiques, est-il bien possible de graver ce tableau dans sa mémoire et d'en faire, en conscience, une application rigoureuse au lit du malade? Un pareil tour de force n'est-il pas au-dessus de nos facultés ? Et alors comment se flatter d'avoir trouvé le *simile* ?

4° Enfin, quel est, en Homœopathie, le médicament dont on connaît exactement la durée d'action?... Celle-ci variant de quelques minutes à plusieurs mois, il serait important d'en savoir le terme pour ne pas détruire ou aggraver l'effet d'un premier globule par l'administration intempestive d'un second.

Si l'on répond à ces questions, que j'ai choisies entre cent, je me fais fort de réduire au néant ou au ridicule tout cet échafaudage de puérilités qu'on appelle Homœopathie. En attendant, et malgré le triomphe facile dont se congratulent les membres du Congrès, je me crois en droit de dire avec le professeur Trousseau : « L'Homœopathie est un sys- « tème médical qui a pour base l'inconnu, pour but l'im- « possible, et pour résultat la nullité. »

MANEC, D^r m. p.

Montpezat, 20 Septembre 1854.

Les Homœopathes refusèrent cette discussion *loyalement offerte*. Nous nous trouvâmes dans l'obligation, ainsi que nous en avions pris l'engagement peut-être téméraire, d'exposer leur Doctrine et de faire suivre cet exposé d'une Réfutation en forme. C'est ce double but que nous nous sommes efforcé d'atteindre dans les Lettres que nous offrons aujourd'hui au public.

Plusieurs Médecins très recommandables de nos contrées, qui nous honorent de leur amitié, se méprenant sans doute sur la portée et sur l'utilité de notre travail, nous ont demandé l'autorisation de le faire imprimer aux frais du Corps médical de ce département, afin d'en rendre la propagation plus facile. Cet honneur inattendu nous a trop flatté pour que nous ayions pu élever la moindre objection contre ce projet. Nous avons dû faire taire les craintes d'une juste susceptibilité devant des conseils amis, et céder de bonne grâce. Qu'importe les déceptions de notre amour-propre devant l'intérêt des malades?

A M. le Rédacteur du PAPILLON.

Monsieur,

Quinze jours d'une attente vaine doivent suffire pour m'apprendre que les Homœopathes ne répondront pas à ma lettre insérée dans l'avant-dernier numéro de votre estimable journal. Il ne me sera pas permis dès lors de discuter leur réponse et de les battre avec leurs propres armes; il ne me reste plus qu'à exposer dogmatiquement leur Doctrine, et à faire suivre cet exposé d'une Réfutation en règle et péremptoire, ainsi que je l'ai promis. La tâche sera plus longue et plus difficile; je ne la déserterai pas. Moi aussi je crois remplir un devoir et obéir à la loi du salut public, en cherchant à détromper quelques esprits crédules et portés à s'engouer de chimères.

J'aurais désiré écrire un Traité *ex professo* sur l'Homœopathie; mais j'en suis empêché par les habitudes du journal dont j'emprunte la publicité, et par la classe des lecteurs auxquels il s'adresse. Je ne pourrai pourtant m'empêcher de parler le langage de la science en réfutant des adversaires qui ont la prétention d'être profonds. Je prie les lecteurs ordinaires du *Papillon* de vouloir bien m'accorder leur indulgence, et de me pardonner l'usage obligé d'expressions techniques qui pourraient choquer leurs oreilles, en faveur des efforts que je vais tenter pour être aussi clair et aussi peu ennuyeux que possible.

Le créateur de l'Homœopathie, Hahnemann, injurie dans son *Traité de Matière médicale pure* les Médecins les plus respectables de l'antiquité. Il appelle ceux de nos jours : des *brouillons* (p. 17) ; des *filous*, des *athées* et des *ivrognes* (p. 68) ; des *faussaires* et des *imposteurs* (p. 75), etc., etc. — Je ne suivrai pas cet auteur sur un pareil terrain ; il me suffit de constater que les Homœopathes ont pris l'initiative des diatribes et des invectives. S'il m'arrive dans le cours de ce travail de me montrer sévère envers leur Doctrine, afin de conjurer les dangers dont elle menace quelques pauvres malades, je n'oublierai pas que les Homœopathes sont des Médecins, et à ce titre j'aurai pour eux les égards que l'on se doit entre confrères. Il m'est d'autant plus agréable d'en agir ainsi, que parmi eux se trouvent des hommes pour lesquels j'ai la plus grande estime et une affection toute particulière.

MANEC, D^r m. p.

RÉFUTATION

DE

L'HOMŒOPATHIE.

PREMIÈRE LETTRE.

A M. X...., élève en Médecine, à Paris.

Mon cher Ami,

Malgré le juste mépris que les professeurs de nos Facultés et toutes les sommités médicales de l'Europe témoignent pour l'Homœopathie, vous désirez connaître cette singulière Doctrine et les motifs qui l'ont fait condamner par un Jury si éclairé et si compétent.

Vous ne voulez pas juger sans entendre. J'approuve cette réserve ; elle fait honneur à votre esprit. Vous devez sans doute recevoir avec une déférence respectueuse les avis et les jugements de vos illustres Maîtres ; mais il n'en est pas moins nécessaire de vous mettre en mesure de pouvoir contrôler leur opinion; c'est la meilleure manière de profiter des leçons qu'ils vous donnent.

Vous me faites l'honneur de vous adresser à moi pour savoir ce qu'il faut penser de l'Homœopathie. Je suis heureux de pouvoir satisfaire votre curiosité légitime et de vous être utile en vous épargnant un travail fastidieux et la perte d'un temps que vous saurez mieux employer ailleurs. J'ai fait une étude assez étendue de la nouvelle méthode, vous le savez. Je puis même ajouter que j'ai fait cette étude avec une ardeur et une bonne foi qui n'étaient peut-être pas indignes d'une meilleure cause. J'y ai apporté une entière liberté d'esprit, car un Médecin de campagne est ordinairement étranger à tout système exclusif, et il ne cherche qu'à guérir ses malades sans se préoccuper de théories scientifiques. J'ai donc lu Hahnemann, Jahrr, Beauvais, Rapou, Griesselich, Rau, Gross, Hartmann, Tessier, Chargé et autres *ejusdem farinæ*. Quel fatras de rapsodies!... Vous en jugerez.

Un écho affaibli vous a peut-être apporté dans la Capitale un peu du bruit qu'a fait sur les bords de la Garonne le Congrès Homœopathique de Bordeaux; et vous avez pu croire que l'Homœopathie n'était pas morte, puisqu'elle faisait mine de vouloir vivre encore? Erreur! mon jeune ami. La censure de toutes les Illustrations médicales du siècle; le mépris de l'Académie; une exclusion honteuse de l'enseignement de nos célèbres Facultés; les arrêts des Tribunaux; la réprobation des hommes sensés; les rires du public ont bien tué l'Homœopathie!... C'est envain que pour appeler de cette condamnation universelle elle s'agite dans le vide; elle argumente sur des négations; elle invente des machines de la force de plusieurs chevaux pour faire *tinter* ses imperceptibles globules; elle secoue et dilue à l'infini pour développer des forces imaginaires; elle parade publiquement avec ses tabatières-pharmacie bien plus inépuisa-

bles que nos magasins de droguerie. Efforts impuissants !...
L'Homœopathie se meurt; l'Homœopathie est morte! C'est
son cadavre que l'on cherche à galvaniser, c'est lui qui s'a-
gite et que nous sentons encore. Je viens faire sans doute
son oraison funèbre et jeter la dernière pelletée de terre sur
le cercueil de cette triste défunte.

Avant d'entrer en matière, il n'est pas hors de propos,
pour soutenir votre courage dans vos longues et pénibles
études, de chercher à vous prémunir contre une erreur que
commettent beaucoup d'hommes instruits. En voyant se
produire des systèmes médicaux si divers et parfois si opposés; en les entendant tous se vanter de cures merveilleu-
ses, il arrive que des esprits réfléchis sont portés à se demander si la Médecine est véritablement une science sérieuse, et jusqu'à quel point on peut ajouter foi à ses préceptes. Il suffit, pour dissiper toute espèce de doute à ce
sujet, de se rappeler que tous les produits de la nature
exercent sur nos organes une action physiologique qui
leur est nuisible ou salutaire. Cela est incontestable. Or, il
doit y avoir nécessairement une science qui nous enseigne à
contrôler cette action et à la faire tourner à la conservation
de l'individu.

Cette science, c'est la Médecine. Sa base, vous le voyez,
est aussi solide que celle de toutes les autres sciences cos-
mologiques; seulement les faits qui sont de son domaine
ayant pour théâtre un champ aussi mobile que l'est notre
double organisation, ces faits ne peuvent être calculés d'a-
vance avec une certaine précision. En physique, en mécanique, par exemple, lorsqu'on connaît une machine, la
résistance qu'elle présente et la force qui la meut, l'on peut
calculer les effets de celle-ci avec une rigueur mathématique. Le corps de l'homme, au contraire, n'étant jamais rigoureusement le même, car l'homme de la veille n'est pas
celui du lendemain, l'action des mêmes agents ne saurait

produire sur lui des effets toujours identiques. C'est ce qui rend la Médecine une science toute d'observation, et ce qui fait qu'un bon Médecin est ordinairement un excellent observateur. Ceci bien entendu, il en résulte que la recherche du meilleur système médical n'est pas une occupation oiseuse, comme pourraient le penser certains esprits sceptiques ou quelques mauvais plaisants, et qu'un travail de la nature de celui-ci se justifie par son utilité.

Similia similibus curantur, les semblables sont guéris par les semblables : Voilà l'axiome fondamental de la Doctrine Homœopathique ! Il est aussi vieux que le monde, dit Hahnemann, et cependant l'Homœopathie ne date que d'hier. C'est Hippocrate qu'il faut accuser dans ce funeste retard. Après avoir écrit : *Vomitus vomitu curatur* (1), le vomissement guérit le vomissement, il ajoute que dans d'autres cas on le guérit en le calmant. Hippocrate ne citait au reste ces cas de vomissement guéris par le vomissement que comme des *exceptions* et comme un exemple des contradictions qui se présentent quelques fois dans les maladies. Ce précepte avait bien depuis lors trouvé par hasard de loin en loin une application heureuse, et Hahnemann en cite de singuliers exemples ; mais la Médecine des *contraires*, paraissant la plus rationnelle, avait toujours dominé dans les Écoles et dans la pratique. Il appartenait à Hahnemann de changer tout-à-coup la face de la science, de *découvrir la vraie Médecine*, comme il le dit fort ingénûment (2), en faisant triompher le principe des *semblables*, méconnu et obscurci par l'oracle de Cos.

Un Médecin considérable de Bordeaux, car il est millionnaire, peu satisfait de voir ainsi l'origine des *sembla-*

(1) Traité de Lieux dans l'Homme, § 68.
(2) Préface de l'*Organon*, pag. 4.

bles remonter jusqu'au Père de la Médecine, et voulant sans doute justifier le fanatisme de certaines gens pour l'Homœopathie, et aussi l'appel à notre foi fait par Hahnemann et par Jahrr, son fidèle disciple, M. le comte de Bonneval a fini par découvrir que cette origine nous venait de Dieu lui-même. Et ce n'est pas comme le créateur souverain de toutes choses que Dieu est l'auteur de l'Homœopathie : c'est en qualité de Médecin, car il a traité par cette méthode le péché originel (1). Le docte confrère bordelais appelle en témoignage à l'appui de son assertion une foule de saints et entre autres saint Jean-Chrysostôme qui a dit :

« Les mêmes armes que notre ennemi avait employées
« pour nous perdre, Jésus-Christ, pour nous sauver, les a
« tournées contre lui. Écoutez comment : Une vierge, le
« bois, la mort, avaient été les instruments de cette ruine.
« Une vierge, puisqu'elle n'avait pas encore connu Adam
« le jour où elle se laissa surprendre par les artifices du dé-
« mon ; le bois, c'était l'arbre de la science du bien et du
« mal ; la mort, le châtiment réservé à l'homme coupable.
« Ève est remplacée par Marie, le bois par l'arbre de la
« croix, la mort d'Adam par la mort de Jésus-Christ. Le dé-
« mon avait renversé l'homme par le bois de l'arbre ; Jésus-
« Christ a terrassé le démon par le bois de la croix (*Homél.*,
« pag. 98), etc., etc. »

En un mot, la Passion de N.-S.-J.-C est le *simile* de la chute de nos premiers pères.

MM. les Homœopathes prétendraient-ils nous fermer la bouche en nous opposant de pareilles autorités ? Ce serait fort commode, mais bien peu généreux. Vous trouverez comme moi cette citation parfaitement orthodoxe, et elle

____

(1) L'Homœopathie dans les Faits, Bordeaux, 1853.

pourrait expliquer la présence de son Em. l'Archevêque de Bordeaux au dernier Congrès de cette ville , et les accolades que son chapeau de Cardinal y échangeait avec le bonnet de docteur de M. Léon Simon ; mais comme l'autorité de saint Paul , de saint Ives , de saint Grégoire et même de saint Jean-Chrysostôme , n'est pas aussi bien reconnue en Médecine qu'en matière de foi , je m'incline devant ces vénérables figures , et je poursuis mon examen.

Montpezat, 20 Octobre 1854.

MANEC , D^r m. p.

DEUXIÈME LETTRE.

A M. X...., élève en Médecine, à Paris.

Mon cher Ami,

A la fin de ma dernière lettre, je me suis borné à décliner la compétence des Pères de l'Église en matière de Médecine. Comme MM. les Homœopathes pourraient m'accuser de chercher ainsi à éluder les difficultés, je veux les battre sur ce point comme sur tous les autres, en opposant aux autorités qu'ils invoquent des autorités non moins respectables. — Je leur apprendrai donc que saint Augustin a dit quelque part :

« Dieu a voulu racheter le péché d'Adam, fruit de l'or-
« gueil, par l'humilité de la vie de Jésus-Christ.... »

Saint Grégoire-le-Grand dit de son côté (*Homél.* 22) :

« Jésus-Christ, céleste *Médecin*, emploie contre chacun
« de nos vices des remèdes qui leur sont opposés. En effet,
« de même que dans la Médecine le chaud est combattu par
« le froid, et le froid par le chaud, ainsi Notre-Seigneur a
« opposé à nos péchés des remèdes *contraires ;* par exemple :
« Aux hommes sensuels il a prescrit la continence ; aux
« avares, la générosité ; à ceux qui sont enclins à la colère,
« la douceur, etc. »

Enfin l'Église, qui domine toutes ces autorités, nous enseigne que le Saint-Esprit traite aussi par les *contraires*,
puisqu'elle lui fait demander, le jour de la Pentecôte :

> *Veni, Sancte Spiritus,*
> *Riga quod est aridum,*
> *Fove quod est frigidum!*

« Arrose ce qui est sec et réchauffe ce qui est froid ! »

Qu'en dit M. le comte de Bonneval ?....

Je conclus de tout ceci : Que M. de Bonneval, qui n'avait
certes que faire dans cette galère, en est pour les frais de
son érudition sacrée ; que Dieu est resté neutre dans la
question actuelle comme dans tant d'autres, et qu'il nous
est parfaitement licite de discuter l'Homœopathie.

Il n'entre pas dans mon sujet de vous faire ici la biogra-
phie de Hahnemann ; vous la trouverez partout. Il me suffit
de vous dire qu'il mena une vie fort agitée et qu'il mourut
pauvre comme beaucoup de novateurs. Sa veuve, inconsolable, continua d'exercer la Médecine Homœopathique à
Paris, et elle finit par avoir des désagréments en police cor-
rectionnelle avec l'industriel qu'elle s'était associé. Vous

voyez que les tribulations des Homœopathes et leurs dé-
mélés avec la justice ne datent pas d'aujourd'hui. Mais lais-
sons là ces tristes détails et passons à l'examen de la Doctrine :

Hahnemann s'était fait connaître, au début de sa carrière,
par quelques travaux utiles en matière médicale, et par des
traductions d'ouvrages anciens ou étrangers à son pays. Il
se livrait peu à la pratique de son art, nous dit-on. Je
soupçonne cependant qu'il voyait quelques malades, et
qu'il ne les guérissait pas, puisqu'il fut amené à rechercher les causes de ses insuccès. Cette étude lui fit bientôt
découvrir que les malades de ses confrères ne guérissaient
pas mieux que les siens ; que les vieux procédés thérapeutiques étaient radicalement impuissants pour opérer une
seule guérison, et que tout ce qu'on avait considéré comme
tel pendant quarante siècles, n'en avait été qu'un vain si-
mulacre. Il conclut de là que les malades traités par des
remèdes susceptibles de produire sur l'économie des phénomènes opposés ou dissemblables à ceux de leur état pathologique, n'avaient vu que masquer ou pallier les symptômes de leurs maladies ; que les seules guérisons véritables
que l'on rencontrait par-ci, par-là, dans les annales de la
science, étaient dues au hasard ; mais que plus sûrement
elles avaient toujours été le résultat de l'emploi de remèdes
homœopathiques, c'est-à-dire de remèdes capables de développer dans l'organisme des phénomènes semblables à ceux
de la maladie.

Double assertion purement gratuite, comme vous le verrez bientôt !....

C'est à Leipsig (en 1790), qu'en étudiant le quinquina,
Hahnemann fut conduit à sa grande découverte. Il crut s'a-
percevoir que l'écorce péruvienne ne guérit la fièvre intermittente que parce qu'elle est apte à produire une affection

de cette nature chez les personnes qui en font usage à l'état de santé. Encore une erreur !... Le quinquina est employé depuis plus de deux siècles dans une foule de maladies sans qu'on l'accuse de nous donner des fièvres intermittentes. Les belles expériences de Giacomini pendant lesquelles il prit soixante grammes de sulfate de quinine sans jamais ressentir des accès de fièvre ; celles de M. Andral et de tant d'autres observateurs prouvent, jusqu'à la dernière évidence, la fausseté de l'assertion contraire. Ce n'est que très rarement que le quinquina, administré à hautes doses, produit une espèce d'appareil fébrile. Mais alors même que ce résultat serait constant, il resterait encore à démontrer que c'est bien dans cette propriété fébrigène que réside sa vertu fébrifuge ; et c'est ce que notre auteur néglige de faire. Toute sa théorie est donc basée sur un fait mal observé et sur une conclusion qui n'en découle pas nécessairement.

Ainsi que doit le faire tout bon Réformateur avant d'exposer son système, Hahnemann s'efforça de détruire l'édifice médical du passé. Il frappe sans pitié sur ces préceptes qu'il appelle absurdes, *tolle causam, contraria contrariis*, etc., etc.; et sur ces sots imitateurs d'une *grossière nature* qui est incapable, dans ses efforts déréglés, d'opérer une seule bonne guérison. Il bat en brèche cette pauvre vieille Médecine sans aucun ménagement, et l'on peut même dire avec une âpreté de formes un peu trop germanique. C'est Broussais renversant les Doctrines médicales dont il fait l'examen. Ce n'est pas tant s'en faut, on doit le reconnaître, la même logique, la même énergie ni la même netteté dans les idées, mais c'est la même rudesse.

Voici sa manière de procéder :

Il n'y a, selon cet auteur, que trois méthodes curatives qui sont :

1⁰ L'Allopathie ou Hétéropathie, de ἄλλος , étranger, et πάθος, maladie. Cette méthode est fondée sur le principe *aliena, alienis curantur;*

2⁰ L'Enantiopathie ou Antipathie, de ἀντί, opposé, et παθος, maladie; fondée sur le principe *contraria, contrariis;*

3⁰ L'Homœopathie, ὁμός, semblable, et πάθος, maladie; fondée sur le principe *similia similibus.*

Les Homœopathes progressistes ont trouvé depuis une quatrième méthode : l'*Isopathie*, fondée sur le principe *æqualia æqualibus.* Celle-ci est l'Homœopathie perfectionnée.

C'est en comparant l'action des médicaments avec les phénomènes que présentent les maladies que Hahnemann a été conduit à établir trois modes principaux de traiter celles-ci. Aux classes ordinaires des agents thérapeutiques, il a substitué ces trois catégories. Ses disciples appellent cela avoir débrouillé le chaos qui existait dans la matière médicale. C'est plutôt augmenter la confusion, en nous portant à ne voir que trois rapports possibles entre les effets des remèdes et les symptômes des maladies, tandis que chaque substance agissant d'une manière particulière selon l'état actuel de nos organes, cela constitue autant de modificateurs différents que l'on compte de remèdes, et présente des rapports infinis entre l'action de ceux-ci et les phénomènes pathologiques. Voilà pourquoi tout essai de classification des substances médicinales basé sur leur mode d'agir sera toujours incomplet, quel que soit le nombre des divisions et des subdivisions que l'on admette.

La proposition des trois méthodes curatives est donc fausse, et par conséquent elle ne peut servir de base à un bon système médical. Voyons néanmoins ce que l'auteur va en tirer, et passons en revue ces trois méthodes :

DE L'ALLOPATHIE.

La méthode allopathique est celle que nous nommons révulsive, et qui consiste à produire une irritation sur un organe pour déplacer une autre irritation. On cherche par ce procédé à imiter la nature qui se débarrasse parfois d'une maladie dangereuse et invétérée par ces sortes de déplacements. — Sans nier ces exemples fournis par la nature, notre auteur en restreint singulièrement le nombre, et il soutient que l'art est impuissant pour les imiter. Il prétend que dans tous nos efforts vers ce but, il arrive nécessairement trois choses :

« 1° Si les effets des médicaments sont moins intenses « que les symptômes naturels, la maladie restera la même ;

« 2° Si leur énergie est égale ou supérieure à celle de « ces derniers, la maladie sera suspendue aussi longtemps « que durera le traitement, mais elle reparaîtra après la « cessation de celui-ci, à moins que pendant sa durée elle « n'ait achevé son cours naturel ;

« 3° Enfin, si l'on continue longtemps, contre les mala- « dies chroniques, l'usage des médicaments allopathiques « qui agissent avec énergie, ils peuvent donner lieu à une « complication de deux états morbides, l'un naturel, l'au- « tre résultant du traitement. La méthode dont il s'agit est « quelquefois palliative, mais jamais curative (1). »

Ces trois chances peuvent se présenter en effet, mais à côté d'elles se trouve celle de la véritable guérison, et il fallait en tenir compte. Hahnemann cherche à se tirer d'embarras par une subtilité, en assurant que si elle semble

_____

(1) Extrait de l'*Organon*, §§ LI à LXV.

guérir, c'est que la maladie a terminé son cours naturel. Mais il oublie que les maladies chroniques n'ont pas de cours naturel (1).

D'un autre côté, si la nature nous débarrasse quelquefois d'une maladie en en produisant momentanément une autre, ce que l'auteur ne saurait nier, comment soutenir que l'art est toujours impuissant pour amener un résultat aussi heureux? Sans doute cette méthode n'est pas le *nec plus ultrà* de l'art de guérir, comme il le dit malignement; personne, que je sache, ne lui attribue une telle importance. Toutefois les avantages de cette médication ne sont guère contestés par personne depuis Hippocrate et Galien qui, les premiers, l'ont mise en honneur. Les querelles fameuses auxquelles elle donna lieu au commencement du xvie siècle et vers le milieu du xviiie ne portaient que sur l'explication de sa manière d'agir, et non sur son utilité, admise par tout le monde. Depuis cette époque, Barthez, dans son *Traité des Fluxions;* le docteur Bauchard, dans sa Thèse inaugurale, en 1816; M. Goupil, dans son *Essai sur la Révulsion* (Paris 1822), et d'autres, se sont essayés à poser les règles de cette médication en précisant les cas dans lesquels elle est nécessaire, et les lieux d'élection où elle doit être établie. Ceux-ci sont indiqués par les sympathies des organes entre eux, c'est-à-dire par la nature elle-même. L'utilité des exutoires, des moxas, des sinapismes, de la pommade stibiée, des saignées du pied, etc., etc., repose tout entière sur le principe de la révulsion. Qu'on ait abusé de ces agents thérapeutiques, là n'est pas la question; et Hahnemann aurait raison si sa critique ne portait que sur ces abus. Mais attaquer la méthode dans son côté pratique et rationnel, et lui refuser toute espèce de guérison complète, c'est vouloir

(1) Broussais, Examen des Doctrines médicales, tom. iii.

s'élever contre l'évidence des faits et établir encore une proposition fausse, parce qu'elle serait trop absolue et trop exclusive.

Montpezat, 26 Octobre 1854.

MANEC, D^r m. p.

TROISIÈME LETTRE.

A M. X...., élève en Médecine, à Paris.

Mon cher Ami,

Avant de passer à la seconde des méthodes curatives admises par Hahnemann, je dois vous faire connaître un incident du plus grand intérêt qui se produit en ce moment sur les bords fortunés de la Garonne.

A l'exemple des Homœopathes orthodoxes de Marseille et de Paris, ceux de Toulouse, d'Agen et de Bordeaux viennent de nous conseiller, dans des brochures *ad hoc*, l'usage de *l'esprit de camphre*, du *vératre blanc*, du *cuivre* et de l'*arsenic* à la 12ᵉ dilution, comme préservatif du Choléra.

Or, en Homœopathie, les médicaments qui guérissent une maladie ou qui en garantissent, sont ceux qui produisent sur l'homme en santé des phénomènes semblables à ceux de cette même maladie.

D'un autre côté, l'expérience pure qui nous fait connaître les vertus pathogénétiques des médicaments consiste à faire prendre à un individu bien portant une dose diluée de la substance que l'on veut expérimenter (1).

Donc, les personnes qui prendront les globules préservatifs du Choléra devront nécessairement se donner un Choléra artificiel, avec vomissements, déjections alvines abondantes de matière blanchâtre, anxiétés précordiales, crampes, ralentissement du pouls, refroidissement des extrémités, cyanose, et tout l'ensemble enfin de l'appareil morbide qui accompagne cette maladie.

Une enquête est ouverte, de Toulouse à Bordeaux, pour rechercher les personnes qui, après s'être ingéré les globules préservatifs, ont échappé au Choléra en passant par la douce épreuve du Choléra médicinal. — On promet une récompense honnête à celui qui montrera un cas de cette nature.

Que si les Homœopathes, répudiant ici l'autorité de la Société Homœopathique, de M. Beauvais et de Hahnemann lui-même, nous répondaient que la 12e dilution est bien suffisante pour préserver du Choléra, mais qu'elle est insuffisante pour le provoquer artificiellement, la découverte serait bien plus merveilleuse, et on leur dirait : Puisque la dose du remède propre à nous garantir d'une maladie est incapable de nous causer le plus léger dérangement, hâtez-vous donc, dans un *intérêt humanitaire*, de nous faire connaître le préservatif de chaque maladie. Chacun s'empressera alors d'avaler vos précieux globules, et l'on pourra écrire sur la porte des hôpitaux : *Maison à louer !*

(1) Hahnemann, M. Beauvais et la Société Homœopathique de Paris, donnent la préférence à la 30e dilution.

C'est ainsi que les Homœopathes sont réduits à l'absurde quand on les serre un peu de près. Rien de plus facile même que de les convaincre de mauvaise foi ou de la plus coupable incurie. Ainsi M. Chargé de Marseille, Médecin homœopathe et officier de la Légion -d'Honneur, écrit : « Sur trois cents personnes *environ* qui composent l'établissement de la Maison du Refuge, *plus* de deux cent soixante-dix ont ressenti, à un degré plus ou moins fort, les atteintes de l'influence épidémique (1) ! »

Comment, Monsieur, vous êtes le Médecin de cet Établissement, vous connaissez la vertu préservatrice de vos globules, et vous laissez le fléau frapper plus de deux cents soixante-dix victimes sur une population d'environ trois cents personnes !

En vérité, c'est à ne pas y croire !

DE L'ANTIPATHIE.

L'illustre Médecin de Pergame est le fondateur de la Méthode antipathique. Il considérait la maladie comme une chose contraire à la nature, qui devait être combattue par une autre chose contraire à la maladie elle-même, d'où le précepte *contraria contrariis*. Malheureusement la fausse Doctrine de Galien sur les qualités premières des choses triompha en même temps que son principe des *contraires*, et en rendit l'application hypothétique et fort dangereuse. — Dans ces temps reculés de la science, alors que la chimie n'était pas encore née et que la physique était dans l'enfance, chacun se formait une idée différente du chaud, du froid, du sec et de l'humide. L'on ne variait pas moins sur

____

(1) Traitement homœopathique préservatif et curatif du Choléra épidémique, par le Dr Chargé ; — Avril 1849, 3e édit., pag. 42 et 43.

ce qu'on appelait les qualités *actuelles* et *potentielles* des médicaments ; et l'on créait ainsi, sans autre guide que l'arbitraire, les méthodes *fortifiante , affaiblissante , échauffante ,
rafraichissante, résolutive, fondante, anti-spasmodique, etc., etc.,*
dont la signification variait selon les idées dominantes du
jour et selon le caprice de chaque praticien. Tout cela devait nécessairement entraîner dans des erreurs sans nombre
de pratique , et il n'y a nulle espèce de mérite à suivre nos
pères dans tous ces égarements, pour en faire la critique
quand personne ne songe à prendre la défense de ces Théories surannées.

Mais le temps et l'expérience sont venus depuis rectifier
une foule d'idées erronées des anciens , et nous apprendre
à bien distinguer les cas où la Médecine des *contraires* est de
la plus grande utilité. Il n'est donc pas permis d'en contester le mérite dans tous les cas, comme le fait Hahnemann.
En effet :

« Si par traitement antipathique (je laisse parler Brous-
« sais), l'auteur entend la soustraction quand il y a pléni-
« tude, la réfrigération lorsqu'il y a excès de chaleur, la
« stimulation quand il y a inertie vitale, la restauration
« dans les cas d'inanition bien constatée, je ne sais com-
« ment il peut avancer qu'une pareille Thérapeutique n'est
« pas vraiment utile. N'arrêtons-nous pas journellement par
« cette méthode la marche des maladies chroniques , aussi
« bien que celle des maladies aiguës? Sans doute il est des
« cas où elle ne fait d'abord que pallier, mais il est un art
« d'y insister et il paraît que l'auteur ne l'a jamais connu.
« Au surplus , chacun sait qu'arrivées à un certain point,
« les maladies sont incurables. Mais voici bien une autre
« difficulté : la proposition de l'auteur est générale; elle em-
« brasse donc tous les cas pathologiques. Hé bien! puis-
« qu'il rejette la méthode par les *contraires*, comment trai-

« tera-t-il les asphyxiés par défaut d'oxygène ? — Refusera-
« t-il qu'on procure à l'asphyxié un air différent de celui qui
« l'a plongé dans son état d'abexcitation ? Refusera-t-il le
« calorique à celui qu'une température trop basse de l'at-
« mosphère ou l'eau trop froide a dépouillé de sa chaleur
« naturelle ? On frotte, dit-il, les membres gelés avec de la
« neige. Oui, mais c'est dans une température plus haute
« que celle où s'est opérée la congélation, et d'ailleurs on
« ne tarde pas à passer de la neige à l'eau froide, et de l'eau
« froide à l'eau chaude et aux corps secs propres à réchauf-
« fer les parties gelées ; en un mot, on donne du calorique
« à celui qui n'en a pas assez, comme on rend l'oxygène à
« celui qui en est privé, comme on fournit des matériaux
« nutritifs aux personnes exténuées, comme on enlève du
« sang à celui dont la tête, les poumons et le cœur sont tel-
« lement surchargés par l'abondance de ce fluide que leurs
« fonctions sont sur le point de s'arrêter. *Les pères de l'art
« n'ont jamais fait autrement ;* de nos jours, nous ne pouvons
« que les imiter en perfectionnant autant que possible leurs
« procédés, et nous efforçant de perfectionner des diagnos-
« tics sur lesquels ils pourraient avoir erré. Mais les princi-
« pes généraux de la Médecine du bon sens restent inamo-
« vibles depuis le commencement de la civilisation ; — la
« controverse raisonnable et digne des bons esprits n'a
« jamais roulé que sur leur application. Il est impossible
« que Hahnemann lui-même ne se conforme pas à ces pré-
« ceptes, dans les cas où l'indication des *contraires* est aussi
« évidente que nous venons de le supposer (1). »

Broussais s'est trompé en refusant de prêter à Hahnemann
l'intention formelle de proscrire dans tous les cas l'usage

___

(1) Broussais : Examen des Doctrines médicales, 3ᵉ édit., tom. III, pag.
128 et 129.

des *contraires* , car cet auteur les rejette d'une manière absolue, et il émet en conséquence une proposition fausse et
directement opposée aux faits , quand il dit :

« La méthode *antipathique* semble d'abord neutraliser la
« maladie naturelle, et même la guérir ; mais dès que le
« médicament a cessé d'agir, non seulement les symptômes
« de celle-ci reparaissent, mais ils acquièrent plus d'inten-
« sité , parce que l'organisme réagit contre toute substance
« étrangère et tend à lui opposer un état précisément con-
« traire à celui qu'elle déterminait en lui. Le traitement *an-*
« *tipathique* n'est tout au plus que palliatif et ne peut guérir
« une affection grave, surtout si elle est chronique (1). »

Hahnemann procède ici par affirmation , selon l'habitude
des Homœopathes , sans prendre le soin de prouver ce qu'il
avance. La chose en valait pourtant la peine , car en dehors
des nombreuses guérisons dont on ne peut raisonnablement
refuser le mérite à la Médecine révulsive et à celle des *con-*
traires , il est encore une foule de maladies que l'on guérit
par la simple soustraction des causes qui les ont produites
et qui les entretiennent ; ce que cet auteur semble avoir
ignoré , puisqu'il n'en tient aucun compte dans ses trois
méthodes curatives. Il en est de même d'autres maladies
non moins nombreuses que celles-ci, qui cèdent à l'action
de médicaments dont la manière d'opérer ne nous est pas
bien connue, et que nous nommons à cause de cela des
spécifiques, tels sont les mercuriaux, les iodures, le soufre,
les anthelmintiques. Il est vrai que notre auteur les range
parmi les *semblables* , mais nous verrons plus loin ce qu'il
faut penser de cette assimilation.

Ainsi, les guérisons obtenues par les révulsifs , par les *con-*

(1) *Organon,* Résumé des §§ XVIII , LIV et LV.

traires, par la soustraction des causes, par les spécifiques ,
et dans quelques cas plus rares par des agents de substitu-
tion , voilà le bagage thérapeutique de la vieille Médecine et
ses titres à la reconnaissance des hommes. Il n'est pas besoin d'être Médecin pour avoir été témoin de quelque exemple de guérison bien réelle obtenue par l'un ou l'autre de
ces procédés. Chacun est dès lors en mesure de pouvoir donner un démenti formel à Hahnemann quand il nie d'une manière absolue et générale l'efficacité de toutes ces méthodes.
Il est inutile de le suivre dans la critique de détail qu'il en fait.
Ces critiques, comme toujours, portent sur l'abus des principes et sur la mauvaise application qui en a été faite ; en un
mot, c'est la critique des Médecins plutôt que celle de la
Médecine.

A ma prochaine lettre la théorie de l'Homœopathie.

Montpezat , 2 Novembre 1854.

MANEC , D^r m. p.

QUATRIÈME LETTRE.

A M. X...., élève en Médecine, à Paris.

Mon cher Ami,

Il serait superflu, je crois, de s'arrêter plus long-temps à vous prouver que la Médecine Hippocratique, perfectionnée par plus de vingt siècles d'expériences et d'observations, et agrandie par les progrès incessants des sciences modernes, n'a été nullement ébranlée par les folles attaques de Hahnemann. Cette Médecine, éternelle comme la raison sur laquelle elle repose, se justifie par des succès quotidiens, et elle trouve assez de défenseurs dignes d'elle dans les grands noms qui l'ont illustrée de tous les temps, et dans les professeurs célèbres dont vous avez l'avantage de recevoir les leçons. Il n'y avait donc pas nécessité, et encore moins convenance à vouloir lui substituer, d'une manière générale, le principe des *semblables* qui lui est subordonné et qui ne peut jamais occuper qu'un rang secondaire en Thérapeutique.

C'est ce principe que nous allons étudier.

DE L'HOMOEOPATHIE.

Malgré mon vif désir de vous faire un exposé complet de la Doctrine Homœopathique, je ne puis me livrer ici à l'examen de tous les ouvrages écrits sur la matière. Cela serait impossible, car l'École se divise en une infinité de sectes, sous-sectes et individualités plus ou moins originales. Comme tous ces rêveurs discourent dans le vide, ils sont rarement d'accord entr'eux; l'un nie ce que l'autre affirme, et ils finissent même par se moquer les uns des autres. Il en résulte que la Doctrine du Maître se trouve attaquée par ses propres élèves; chacun d'eux combat le principe qui lui paraît mal fondé, et l'édifice entier finit ainsi par être démoli pièce à pièce; si bien que Rau, l'émule de Hahnemann, a pu dire avec raison dans son *nouvel Organon* :

« Nous convenons que la nouvelle Doctrine, telle qu'elle
« a été présentée dans sa totalité par Hahnemann, et admise,
« comme un code sacré, par ses disciples, ne peut soutenir
« l'examen d'une critique juste et impartiale (1). »

Nous sommes parfaitement de cet avis; mais le docteur Rau aurait bien dû nous faire connaître les véritables principes de la nouvelle Doctrine, tandis que son *nouvel Organon* n'en contient aucun qui ne se trouve dans Hahnemann.

____

(1) Rau, *nouvel Organon*, introduct., pag. 29.

A défaut de cette indication, nous sommes obligés de continuer à étudier l'Homœopathie dans les œuvres du Maître, et dans celles de quelques-uns de ses principaux disciples. Hahnemann est du reste trop vénéré et trop admiré des vrais Homœopathes, pour ne pas être toujours considéré comme le chef de l'École qu'il a créée.

Ainsi que l'indique son nom, c'est sur le principe des *semblables* que le grand Hahnemann a construit son édifice scientifique. Celui-ci ne s'est pas élevé tout-à-coup et d'un seul jet comme les palais enchantés des *Mille et une Nuits*. Avant de planer au-dessus du monde médical avec les ailes brillantes qu'il a eues depuis, il a dû passer de l'état de chrysalide à celui de papillon. Il n'a pas fallu moins de vingt ans pour mener à bonne fin ces laborieuses transformations. Ce n'était pas d'abord sous le nom harmonieux emprunté à la langue d'Homère et de Pindare que la doctrine de l'*omoïon* fit son apparition dans le monde; c'était sous le nom bien plus modeste de *spécificité.* Bientôt ce nom ne suffit plus à l'inventeur et il l'accola à un autre pour en faire tour-à-tour la dénomination de Doctrine *spécifico-homœopathique* ou *homœopathico-spécifique*. Mais enfin, de 1808 à 1815, l'Homœopathie l'emporta définitivement sur toutes ses rivales.

Ce ne fut pas sans peine, à ce qu'il paraît, car le docteur Griesselich nous apprend (1) que ce triomphe avait été précédé de discussions *nombreuses et souvent très-violentes*. Querelle de sectaires, mon cher ami, et aussi digne de pitié que le sujet qui y donna lieu. Le public éclairé méprisa ces misères; il laissa se débattre entre elles des sommités médicales telles que Joerg, Kopp, Sachs, Stieglitz, Kurter, Trinks, Staph, Roth, Werber, Aegidi, Schraen, etc., etc., de même qu'il enterra pour toujours, à mesure qu'elles se produi-

____

(1) Griesselich, Manuel, pag. 45.

saient, les dénominations d'Homœosympathie, Homœody-
namie, Homœorganique, Dynamopathie, Hahnemanisme,
Homœothérapeutique, Homœopharmacopathie, etc., et que
sais-je? car toutes les folies s'engendrent mutuellement, et
le dévergondage dans le néologisme ne connaît pas plus de
bornes que dans la mauvaise Médecine!....

Quoi qu'il en soit de ces tristes commencements, toujours
est-il que la Doctrine Homœopathique peut être formulée de
la manière suivante :

1° Les maladies ne guérissent d'une manière radicale et
durable que lorsqu'elles sont combattues par des médicaments homœopathiques ;

2° Les médicaments homœopathiques sont ceux qui produisent chez l'homme en santé un ensemble de phénomènes
à peu près semblables aux symptômes de la maladie qu'ils
sont appelés à guérir ;

3° Dans l'état de maladie, la dose la plus minime d'un médicament homœopathique suffit pour produire l'effet désiré;

4° Dans la préparation des médicaments homœopathiques,
les dilutions successives servent à en atténuer les doses, et
les secousses en augmentent prodigieusement l'activité.

Voilà les quatre propositions fondamentales de la nouvelle
École!.... Elles ne sont pas textuellement extraites de Hahnemann, mais elles sont le résumé fidèle de son *Organon*,
l'Évangile des Homœopathes. Nous allons les examiner avec
le plus grand soin, ce qui nous épargnera la peine de discuter un à un les trois cents paragraphes de ce livre. Je puis vous
affirmer que vous n'y trouveriez rien de plus que ce que je
vais vous en dire, et que je n'ai nul besoin de chercher à diminuer la valeur des arguments sur lesquels notre auteur
appuie sa théorie, pour en triompher sans beaucoup de peine.

PREMIÈRE PROPOSITION.

Les maladies ne guérissent d'une manière radicale et durable que lorsqu'elles sont combattues par des remèdes homœopathiques.

L'auteur refuse ici toute espèce de guérison à l'ancienne Médecine, et il n'en admet de bonnes que celles qui sont obtenues par sa méthode. En traitant de l'Allopathie et de l'Antipathie, nous avons vu ce qu'il fallait penser de cette négation ; nous ne reviendrons pas sur ce point. Dans sa critique, Hahnemann ne procède que par affirmations dénuées de preuves ; l'on ne peut guère répliquer à des arguments de cette nature. Il ne reste qu'à lui montrer d'anciens malades bien guéris, comme on marchait devant le philosophe qui niait le mouvement.

Voyons la seconde partie de cette première proposition ; c'est sur cette partie affirmative que repose toute la théorie homœopathique :

Hahnemann débute en avançant que la maladie est de nature immatérielle (1); et il la définit ensuite en une altération des sensations et des actions vitales de notre organisme.

Si la Médecine est quelque chose, elle est sans contredit une science de faits et d'observations. Tout cela s'appuie sur la matière. Si la maladie était de nature immatérielle, elle ne serait plus du ressort de nos sens, elle deviendrait insaisissable pour l'observation ; il n'y aurait plus en elle qu'une abstraction de notre esprit, et nous tomberions dans la métaphysique ; en un mot, il n'y aurait plus de Médecine. Que le philosophe moraliste disserte sur l'immatériel, et qu'arrivé d'inductions en inductions à une cause première et gé-

____

(1) *Organon,* pag. 14 et 15.

nératrice, qui est Dieu, il établisse ensuite des lois de respect et de subordination des créatures envers le Créateur : rien de mieux !.... Une pareille morale, qui fait l'espoir des bons et la terreur des méchants, est nécessaire pour maintenir les principes éternels sur lesquels repose tout ordre social. Ce n'est pas là le domaine de la Médecine ; elle ne peut sortir du concret sans tomber dans le vague des hypothèses et perdre de vue le champ de l'observation, qui doit toujours être son point de départ. Le Médecin voit bien dans l'homme une machine parfaitement organisée et animée d'un souffle divin, une dualité ; mais au lieu de se perdre dans des recherches sans fin sur la nature de ce souffle, et sur sa manière d'agir sur la matière de notre corps ; le Médecin s'étudie à bien connaître la composition de ce corps, son mécanisme si compliqué, afin de veiller à sa conservation et de rétablir la santé lorsqu'elle est dérangée.

Nous ne pouvons donc admettre les idées de l'auteur sur la nature immatérielle de la maladie, pas plus que nous n'admettons la spiritualité dans la vertu curative des médicaments (1). Ces suppositions sont des rêveries indignes d'un esprit sérieux et positif.

La définition de la maladie en *altération des sensations et des actions vitales de notre organisme* est du pur galimatias.

Une altération de sensation implique nécessairement un changement matériel dans l'organe qui est l'instrument de cette sensation ; et nous voilà en contradiction avec la nature immatérielle de la maladie. Mais ne nous arrêtons pas davantage sur ce point qui ne sert pas de base, au reste, à la théorie homœopathique.

____

(1) *Organon,* § XV : « Il n'y a pas moyen de reconnaître en elle-même, « par les seuls effets de l'intelligence, la faculté curative cachée dans l'essence « intime des médicaments, cette vertu *spirituelle* de modifier l'état du corps « humain. »

Plus loin, et dans vingt passages de son livre, Hahnemann parle de la nature *dynamique* de la maladie et des médicaments. Ce Dynamisme nous est encore donné ici comme de l'immatériel, et nous ne pouvons que lui faire le même accueil qu'à celui-ci, c'est-à-dire le reléguer dans la métaphysique. Les *forces* sont des conceptions de notre esprit; ce mot est pour nous synonyme de *causes*. Nous sommes portés à admettre l'existence des unes et des autres pour satisfaire le besoin que nous éprouvons d'expliquer les phénomènes qui se passent sous nos yeux; mais tout cela est loin de pouvoir servir de base solide à une science de faits et d'observation comme la Médecine.

Poursuivons :

« Toute maladie suppose un changement dans l'intérieur
« de l'organisme humain, qui se traduit à l'extérieur par des
« phénomènes (symptômes) perceptibles par nos sens (1).»

Ici Hahnemann ne parle plus le langage ordinaire du Médecin. La maladie est pour nous un fait matériel : c'est un changement plus ou moins appréciable dans un ou plusieurs de nos organes, changement qui modifie les fonctions de ces organes et qui se traduit à nos yeux par des symptômes qui sont les signes de la maladie. Les symptômes sont inséparables de l'altération matérielle dont ils sont une conséquence forcée; il y a entre eux et celle-ci corrélation de cause à effet. L'existence des symptômes ne se borne donc pas à *supposer* le changement intérieur, comme le dit notre auteur, il l'indique positivement.

Notons en passant cette contradiction flagrante entre ce § V et ce que nous avons vu aux pages 14 et 15. Si les phé-

____

(1) §§ V et VI , *Organon*.

nomènes, *perceptibles par nos sens*, supposent un changement intérieur, celui-ci ne pouvant être que matériel, que
devient la nature immatérielle de la maladie?

Montpezat, 7 Novembre 1854.

MANEC, D^r m. p.

CINQUIÈME LETTRE.

A M. X...., élève en Médecine, à Paris.

Mon cher Ami,

Après avoir avancé que la maladie est de nature immatérielle, et plus loin, qu'elle suppose un changement interne qui se traduit à l'extérieur par des symptômes, double proposition contradictoire dont j'ai démontré le peu de justesse, Hahnemann ajoute :

« Or, ce changement ne saurait être aperçu, et il n'y a
« d'accessible que les symptômes qui se manifestent ; d'où
« il suit nécessairement que le Médecin ne doit diriger son
« étude que vers ce qu'il peut découvrir, et ne s'occuper
« que des symptômes, puisque tout le reste lui échappe. —
« Il en résulte encore que si le Médecin parvient à effacer

« complètement ces symptômes, il a détruit la maladie et
« guéri le malade, car il n'y a plus rien d'apparent (1). »

Les symptômes, ces *cris de douleur des organes souffrants*,
comme les appelle énergiquement Broussais, ne constituent
pas à eux seuls toute la maladie ; pas plus que les éclairs et
le tonnerre ne constituent l'électricité accumulée dans les
nuages : ces deux ordres de phénomènes ont leur cause gé-
nératrice de laquelle ils dépendent nécessairement. Cette
cause, qu'il importe au plus haut degré de découvrir en
Médecine, afin d'appliquer le précepte *tolle causam*, n'é-
chappe pas à tous les yeux. Si, pour un observateur super-
ficiel, il n'y a que les symptômes d'apparents dans les maladies, de leur étude approfondie et de leur analyse sévère
un esprit sagace et réfléchi en déduit souvent assez bien, à
l'aide d'inductions rigoureuses, les désordres intérieurs qui
les ont produits, et il puise dans le résultat de ce travail in-
tellectuel des indications précieuses pour le traitement des
maladies. Tout cela échappe au Médecin Homœopathe qui
ne voit que des collections de symptômes et qui se perd dans
des détails puérils et insignifiants pour avoir son tableau
complet de la maladie. Ce n'était vraiment pas la peine de
lancer tant de sarcasmes contre la Médecine symptômatique de quelques anciens, pour tomber dans les mêmes errements.

La meilleure manière de faire disparaître les symptômes
ne saurait donc être de les attaquer directement ; le plus sûr
est de combattre la maladie qu'ils accompagnent, c'est-à-
dire la cause dont ils sont la conséquence. Du reste, comme
le fait observer Broussais, parviendrait-on à effacer complètement ces symptômes, qu'on n'aurait pas anéanti la maladie ; car « le groupe de symptômes d'une maladie aiguë peut

(1) *Organon*, §§ VII à X.

« avoir disparu sans que la maladie chronique dont elle dé-
« pend dans certains cas ait cessé d'exister; et tôt ou tard cette
« maladie chronique, si elle n'est pas détruite, reproduira
« l'aiguë sous sa première forme ou sous quelque autre, ou
« deviendra par elle-même cause de mort (1). »

Revenons à Hahnemann :

« Les médicaments ne sont tels que par la faculté qu'ils
« ont de produire certaines modifications dans notre orga-
« nisme (2). »

C'est très bien ! Oui, les médicaments sont tels parce qu'ils
ont de l'action sur nous. Nous sommes parfaitement d'accord, et votre proposition, pour être triviale, n'en est pas
moins une vérité. Mais voyons plus loin :

« Les médicaments ne prennent le caractère de remèdes
« qu'en produisant une certaine maladie artificielle (3). »

Ceci va beaucoup trop loin !

C'est par leur application appropriée à l'état actuel des
organes souffrants, que les médicaments deviennent des
moyens curatifs, et qu'ils prennent le caractère de remèdes.
Il n'est nullement besoin pour cela qu'ils soient aptes à
produire sur nous une maladie artificielle : la preuve en est
dans cette foule de substances inoffensives qui prennent
rang parmi les remèdes les plus utiles, lorsque leur emploi
est bien dirigé. Ainsi, une boisson adoucissante, des bains
de siége, des lavements émollients et un régime convenable,
joints à la soustraction des causes, guérissent la plupart des

---

(1) Broussais, *Examen des Doctrines médicales*, 3ᵉ édit., tom. iii, p. 122.
(2) *Organon* § XVI.
(3) *Organon* § XVII.

irritations récentes des organes abdominaux , sans qu'on puisse affirmer que ces remèdes soient susceptibles de produire une maladie chez l'homme en santé. D'un autre côté, le meilleur remède, s'il est mal appliqué , peut devenir cause aggravante de maladie , ou même en produire une nouvelle. Cette proposition du § XVII est donc fausse parce qu'elle est beaucoup trop générale.

Au reste, les Médecins qui affectent de ne voir dans les maladies que des groupes de symptômes, peuvent seuls prétendre que toute substance médicinale provoque une maladie artificielle. En général , ces substances ne font qu'engendrer quelques phénomènes légers et fugaces que les Homœopathes qualifient du nom de maladies ; mais aucune de ces substances, à l'exception des poisons administrés à doses délétères , ne saurait produire ces désordres graves , ces désorganisations curables ou incurables de nos organes que nous montre trop souvent l'anatomie pathologique. Ce serait alors , et seulement alors qu'on pourrait avancer que les médicaments produisent de véritables maladies en tout semblables à celles contre lesquelles nous avons à lutter. Mais il n'en est jamais ainsi pour les médicaments homœopathiques, et nous ne pouvons supposer aux Médecins de cette École le triste courage de chercher à produire de véritables désorganisations chez les sujets bien portants qu'ils soumettent à leurs expériences (1). Il n'est donc pas exact de dire qu'ils emploient des remèdes capables d'engendrer la maladie qu'ils veulent combattre.

Après avoir ainsi établi, à sa manière, que l'on ne doit s'occuper que des symptômes dans les maladies, et après

____

(1) Je me trompais ; nous verrons plus loin qu'ils ont l'intention bien formelle de donner avec leurs globules de véritables maladies organiques. Heureusement, pour leur honneur, que cette prétention ne peut être prise au sérieux.

avoir étudié le mode d'action des remèdes, il n'y a plus, dit Hahnemann, qu'à rechercher le rapport qui doit exister entre les effets de ceux-ci et les symptômes des maladies, pour trouver la véritable méthode curative, c'est-à-dire pour déterminer avec certitude le genre de médicament qui convient à chaque maladie (1).

Voyons où va le conduire cette étude :

L'expérience pure lui a appris, dit-il, que les médicaments qui produisent des effets opposés ou dissemblables à ceux de la maladie contre laquelle on les dirige, sont incapables de produire une bonne et solide guérison (2). Il en conclut qu'il faut recourir aux remèdes qui produisent des symptômes exactement semblables à ceux de la maladie. Cette conclusion ne découle pas des prémisses, car l'auteur laissant de côté une foule de remèdes qui guérissent en vertu d'une action spéciale, il n'y a aucune raison d'affirmer *à priori* qu'on ne trouverait pas dans cette classe de remèdes des moyens curatifs contre toutes les maladies. Cette conclusion est encore fausse, même en se plaçant au point de vue de l'auteur et en admettant avec lui ses trois méthodes curatives. En effet, alors même qu'il aurait démontré que les maladies ne guérissent pas par les méthodes antipathique et allopathique, il n'y aurait aucune raison de conclure qu'elles doivent guérir par celle des *semblables*, car les maladies pourraient fort bien être incurables, comme il n'en est malheureusement que trop.

L'auteur n'admet pas cette incurabilité de certaines maladies, car Dieu, dit-il, a dû vouloir toujours placer le

---

(1) *Organon*, §§ XIII à XVII.

(2) Nous avons vu ce qu'il fallait penser d'une pareille assertion, en traitant de l'Allopathie et de l'Antipathie, dans les Lettres 2me et 3me.

remède à côté du mal, et il conclut en faveur de la méthode des *semblables* qui

« Repose sur cette loi naturelle, savoir : qu'une affection
« dynamique, dans l'organisme vivant, est éteinte d'une
« manière durable, par une autre plus forte, quand celle-
« ci, sans être de même espèce, lui ressemble beaucoup
« dans la manière de se manifester (1). »

Hahnemann cite ici très spirituellement en exemple l'emploi du tabac pour détruire une mauvaise odeur, et le retentissement de la grosse caisse pour guérir de la peur qu'occasionne le bruit du canon (2). Voilà ses preuves ! Il ne songe pas qu'on ne fait ici que masquer une sensation pénible par une autre qui l'est moins, mais douée d'une plus forte intensité. Le remède, au reste, ne paraît guère homœopathique, et il est bien loin d'être administré à des doses infinitésimales. Ne nous donnons pas la mauvaise grâce de chicaner pour si peu. Au surplus, à quoi bon des preuves ?

« La Doctrine vivante de l'Homœopathie n'a besoin ni de
« preuves, ni d'appui, ni de soutien (3). »

C'est bien plus simple et surtout plus commode. Les Homœopathes adoptent volontiers cette manière de raisonner ; voilà pourquoi, sans doute, ils ne veulent pas de discussion. Cela troublerait leur quiétude et le cours de leurs succès. Ils préfèrent se replier sur eux-mêmes, à la manière de certains philosophes, pour se perdre en extase devant la puissance incommensurable des hautes dilutions ou dans la contemplation du *simile*.

(1) *Organon*, § XXI.
(2) *Organon*, pag. 126.
(3) *Organon*, pag. 55.

« *A priori*, le précepte *similia similibus* est un précepte qui
« choque le sens commun : combattre une maladie, un
« symptôme par un agent qui soit de nature à produire, sur
« l'homme sain, une perturbation précisément semblable à
« cette maladie, c'est là évidemment une idée absurde ; et
« cette absurdité, mise purement et simplement en prati-
« que, ne pourrait avoir d'autre résultat que d'aggraver la
« situation du malade. Bornée là, l'Homœopathie eût été à
« chaque pas aussi manifestement que cruellement démen-
« tie par la nature. Mais, heureusement pour le système,
« une seconde absurdité (les petites doses) vient neutraliser
« la première (1). »

Ce qui réduit son action thérapeutique à zéro, comme
nous le démontrerons surabondamment.

Montpezat, 17 Novembre 1854.

MANEC, Dr m. p.

----

(1) M. le professeur Requin, *Supplément au Dictionnaire des Diction-
naires de Médecine*, art. Homœopathie.

SIXIÈME LETTRE.

A M. X...., élève en Médecine, à Paris.

Mon cher Ami,

Nous avons vu, à la fin de ma dernière lettre, le jugement sévère porté par M. le professeur Requin sur le principe des *semblables.* J'en suis fâché pour Hahnemann, mais cette opinion est partagée par tous les membres de nos Facultés. Cela n'empêche pas notre auteur d'argumenter sur la prétendue loi naturelle du § XXI :

« Une affection dynamique dans l'organisme vivant est
« éteinte d'une manière durable, par une autre plus forte,
« quand celle-ci lui ressemble beaucoup. »

Comme si cette loi était hors de toute contestation. Il

cherche d'abord à la prouver par des faits ; voici ceux qu'il invoque à son appui :

« La variole, dit-il, qui occasionne parfois des ophthal-
« mies violentes, la cécité, la surdité, une orchyte, etc.,
« a été vue dans d'autres circonstances guérir ces mêmes ma-
« ladies (1). »

Qu'est-ce que cela prouve ? En admettant la réalité de ces faits, ces guérisons accidentelles ne peuvent-elles pas très bien s'expliquer par la puissante révulsion qu'exerce sur la peau une petite vérole confluente ?...... Ce n'est pas assuré-ment en vertu du principe des *semblables* que cette maladie a produit les guérisons qu'on vient de lui attribuer, car il n'est pas possible d'admettre la plus légère analogie entre elle et l'ophthalmie purulente, la cécité, la surdité, etc.

Il avait dit, page 83 :

« La vaccine garantit de la variole d'une manière homœo-
« pathique. Elle guérirait même cette dernière maladie, s'il
« ne lui manquait un excès d'énergie suffisant. »

Préserver d'une maladie n'est pas la guérir, et les médica-ments qui produisent l'un ou l'autre de ces résultats ne doivent pas agir de la même manière. On ne peut donc rien conclure de cet exemple.

A quoi sert d'avancer que le vaccin triompherait de la va-riole s'il ne lui manquait un excès d'énergie nécessaire ? Il y aurait toujours un abîme entre la force de cette action et celle de vos doses infinitésimales, et vous ne pourriez rien conclure en faveur de votre principe.

Hahnemann cite aussi l'opinion de Callisen qui regardait les affusions d'eau chaude sur la tête, comme le plus efficace de tous les moyens dans l'encéphalite. Opinion tellement

____

(1) *Organon,* § XLI.

paradoxale, que les Médecins de tous les temps et de tous les pays sont à peu près unanimes pour conseiller les affusions froides et l'application de la glace dans cette maladie, et que l'instinct des malades leur fait aussi rechercher ce genre de soulagement.

Que si l'on fait observer à Hahnemann que dans ces prétendus exemples de guérisons homœopathiques empruntés aux anciens Médecins, les médicaments n'étaient pas administrés à des doses atténuées, il répond :

« Ces médicaments pouvaient bien avoir perdu une partie
« de leurs forces ou bien être neutralisés par d'autres subs-
« tances (1) ! » — Ce n'est là qu'un échappatoire.

L'auteur ne conclut pas moins de sa loi naturelle « que la
« puissance curative des médicaments est fondée sur la pro-
« priété qu'ils ont de faire naître des symptômes semblables
« à ceux de la maladie, et *surpassant en force* ces derniers (2).»

C'est à dessein que j'ai souligné les mots *surpassant en force*, car, à la cinquième édition de l'Organon, le langage de Hahnemann n'est plus le même ; il dit au contraire que le remède homœopathique doit être *plus faible* que la maladie. Dans un autre endroit il pense que la maladie artificielle doit être tantôt plus faible et tantôt plus forte que la maladie naturelle.

Je dois vous citer ces passages. Au § XL il est dit :

« Mais ici la maladie (médicinale) *plus forte* que la maladie
« naturelle exerce, etc. » Et au § LXIV : « L'exiguïté des
« doses rend cette maladie (médicinale) *tellement légère* et
« susceptible, etc. »

----

(1) *Organon,* page 54.
(2) *Organon,* § XXII.

Vous le voyez, il serait difficile de deviner la pensée de l'auteur sur ce point. Ses disciples n'ont fait qu'ajouter à cette confusion.

Quant au pourquoi de l'action curative des médicaments, il nous sera toujours inconnu, il rentre dans les causes premières, et c'est perdre son temps que de vouloir en donner une explication. Contentons-nous d'étudier leur mode d'agir, et d'appliquer leurs effets bien observés à la cure des maladies.

Dans les §§ XXVI à XXVIII, Hahnemann avance qu'en tout temps et dans toutes les circonstances, l'organisme humain vivant doit être infecté d'une manière absolue par le médicament; ce qui n'est point du tout le cas, dit-il, des maladies naturelles, dont les causes n'agissent efficacement que sous l'influence conditionnelle d'une prédisposition particulière.

Il n'y a rien à répliquer à la dernière partie de cette proposition; évidemment les causes morbifiques n'exercent pas sur nous une influence toujours égale. Dans une épidémie, par exemple, quoique toute une ville soit exposée à l'action des mêmes causes générales, tous ses habitants ne sont pas atteints par la maladie épidémique; les causes générales ont besoin d'être favorisées par des circonstances particulières qu'il est le plus souvent très-facile d'apprécier. Nous sommes sur ce point parfaitement d'accord avec Hahnemann, mais nous cessons d'être du même avis quand il dit que les médicaments exercent sur nous une action constante et absolue.

Nous sommes ici forcés de revenir aux principes :

Toute substance qui a de l'action sur nous peut devenir tour-à-tour moyen curatif ou cause de maladie, suivant que son emploi est bien approprié à l'état actuel de nos organes ou suivant que son usage est inopportun et intempestif. Toutefois, l'action d'un agent quelconque sur notre organisme

n'est point constante, elle est toujours subordonnée à la dose
à laquelle on l'administre, à la répétition de cette dose, et
à la disposition du sujet. S'il y a quelque chose d'absolu en
médecine c'est, à coup sûr, la règle que nous venons de rappeler, et il n'est pas possible d'établir la moindre distinction
dans la portée d'action des agents externes, agissant comme
moyens curatifs ou comme causes de maladies. Il faut donc
supposer que Hahnemann a voulu dire autre chose que ce
qu'il a dit; il a prétendu, peut-être, que les remèdes possédaient une action constante et absolue lorsqu'ils étaient di-
rigés contre une maladie. Ce serait encore une erreur bien
grave, car, si sa proposition était juste, il en résulterait
que tout remède homœopathique bien choisi devrait nécessairement anéantir la maladie, il n'y aurait plus dès lors
d'affections incurables. MM. les Homœopathes n'élèvent pas
encore leurs prétentions aussi haut.

Une fois le principe des *semblables* ainsi établi, voici comment l'auteur entend son application :

« L'Homœopathiste ne se règle ni sur les *prétendues causes*
« de maladies, ni sur leur *nature ;* mais à chaque collection
« de symptômes constituant une maladie il oppose un groupe
« de symptômes médicinaux aussi semblable qu'il lui est
« possible d'en trouver un (1).

Vous remarquerez en passant les *prétendues causes.* Est-ce
que par hasard les maladies seraient des effets sans cause ?
Quant à la nature de la maladie, dont l'auteur ne semble
faire aucun cas, vous verrez dans ma prochaine lettre, en
parlant de ses maladies miasmatiques, qu'il prend cette nature en grande considération. Ce n'est qu'une contradiction
de plus.

Hartmann, l'auteur du *Traité de Thérapeutique Homœopa-*

____

(1) *Organon*, page 417.

thique des Maladies aiguës et chroniques, n'est pas ici d'accord avec Hahnemann, et j'en suis fâché pour ce dernier, c'est Hartmann qui a raison. Il dit expressément :

« L'Homœopathe doit s'attacher à faire disparaître l'in-
« fluence des causes extérieures nuisibles, avant d'attaquer
« la maladie proprement dite, avant de procéder au traite-
« ment spécifique d'après le principe des *semblables* (1). »

Ce précepte, de négliger les causes et la nature des maladies, nous ramène, au reste, à la Médecine des symptômes ; et quelle Médecine! — Une tumeur survient au pli de l'aîne ; elle est plus ou moins volumineuse, plus ou moins dure et plus ou moins douloureuse. Elle gêne les mouvements du membre pelvien correspondant. Cela peut être un simple engorgement de ganglions, un engorgement scrofuleux, un bubon critique ou pestilentiel, une adénite vénérienne, une hernie, un anévrisme de l'artère crurale, un squirrhe, un abcès froid, un abcès chaud, un abcès par congestion, etc. Chacune de ces maladies est d'une nature différente ; elle présente une indication spéciale et nécessite un traitement particulier. L'Homœopathiste qui dédaigne la cause et la nature des maladies doit passer outre devant des distinctions si importantes à établir ici, et se contenter de prescrire un atome de *lachesis*, de *lycopode* ou de *charbon végétal*, comme le conseille M. Jahrr dans son Manuel, le *vade mecum* des praticiens de cette École. S'il veut tenir compte des indications particulières à chacune de ces affections, il cesse d'être conséquent avec ses propres principes pour rentrer dans la Médecine du bon sens. Il n'y aurait certes qu'à le féliciter de cette heureuse inconséquence.

Voici, du reste, comment Hahnemann cherche à expliquer la guérison par l'Homœopathie :

____

(1) *Thérapeutique Homœopathique de Maladies,* page 36.

« La maladie médicinale plus forte qui survient exerce
« son activité sur les mêmes parties que l'ancienne et se jette
« même de préférence sur celles qu'a, jusqu'à présent, atta-
« quées cette dernière qui, n'ayant plus d'organe sur lequel
« elle puisse agir, doit nécessairement s'éteindre (1). »

Singulier raisonnement ! Vous succombez sous le poids
d'un fardeau trop lourd pour vos épaules, on y ajoute quelques kilogrammes de plus ou bien on y substitue une charge
un peu plus forte, et vous voilà allégé !

Rau, dans son nouvel *Organon*, n'a pu résoudre cette objection. « On a bien répondu, » dit-il :

« La maladie et le médicament qui déterminc les mêmes
« accidents sont en opposition polaire, de même que deux
« électricités semblables se neutralisent lorsqu'elles se ren-
« contrent. Je ne veux pas, ajoute-t-il, critiquer cette spiri-
« tuelle explication, mais il n'en est pas moins constant que
« ces remèdes produisent des aggravations (2). »

Comment donc peuvent-ils guérir ?

Voici l'explication un peu embrouillée du Maître :

« ...... Il s'ensuit que l'agent médicinal homœopathique
« choisi par un Médecin habile, convertit la maladie natu-
« relle en une autre maladie fort analogue et un peu plus
« intense ; la puissance morbifique naturelle précédemment
« existante, et qui n'était qu'une force sans matière, a *donc*
« cessé par là d'exister, tandis que la maladie médicinale,
« qui l'a remplacée, étant de nature à ce que la force vitale
« triomphe bientôt d'elle, s'éteint aussi de son côté, laissant

(1) *Organon*, § XL.
(2) Rau, *nouvel Organon*, pages 198 et 199.

« dans son état primitif d'intégrité et de santé l'être ou la
« substance qui anime et conserve le corps (1). »

Ainsi, pour admettre que la force vitale qui n'a pu triompher d'une maladie la surmonte ensuite aisément quand elle
a été rendue un peu plus intense par le médicament homœopathique, on est obligé de supposer :

1º Que le médicament change la nature immatérielle de la
maladie ;

2º Que celle-ci a cessé par là d'exister ;

3º Et enfin que la maladie médicinale est de nature à ce
que la force vitale triomphe facilement d'elle.

Tout cela ne mérite de notre part aucune discussion et ne
saurait nous occuper plus longtemps.

Remarquez, en passant, cette nouvelle contradiction avec
la nature immatérielle de la maladie ; car si la maladie médicinale prend la place de la maladie naturelle, nous retom-
bons forcément dans la matière. Il serait difficile, en effet,
de concevoir comment une place pourrait être occupée en
l'absence de tout corps matériel !

L'explication de cet auteur, tout ingénieuse qu'elle est,
n'a pas satisfait tout le monde ; et c'est si vrai qu'une foule
de ses sectateurs se sont efforcés d'en trouver une meilleure.
Je pourrais vous citer à ce sujet l'opinion de Purkinge, de
Mosthaff, de Mayrhofer et de vingt autres, si tous ces doctes personnages n'étaient pas en désaccord complet entre eux
et plus inintelligibles les uns que les autres. En discutant
ces diverses opinions, Griesselich reconnaît qu'on guérit
une foule de maladies en écartant les causes qui les ont produites ou qui les entretiennent (2), ce qui est une attaque à

____

(1) *Organon*, § XXIV.
(2) *Manuel*, page 64.

l'Homœopathie et un retour vers la bonne Médecine, dont ne peuvent se garantir les Médecins Homœopathes qui ne veulent pas rompre entièrement avec le sens commun.

Gerstel, une autre lumière de l'École, prétend que le remède Homœopathique a pour action d'évoquer la partie saine de l'organe malade. Kock dit que le *simile* agit sur la cause prochaine. Hahnemann intervient de nouveau et dit que le *stimulus* provoque la réaction de la force vitale pour se débarrasser de la maladie artificielle; et il établit comme condition de succès une aggravation des symptômes, *effet primitif* du remède, tandis que l'*effet consécutif* est constitué par la réaction dont nous venons de parler.

Montpezat, 24 Novembre 1854.

MANEC , D^r m. p.

SEPTIÈME LETTRE.

A M. X...., élève en Médecine, à Paris.

Mon cher Ami,

La Doctrine de l'aggravation homœopathique a entraîné de nouvelles divisions dans cette singulière École où les sectes semblent se multiplier à l'infini. Nous avons vu Hahnemann considérer l'aggravation comme un signe de guérison ; Rummel croit qu'elle n'est qu'une exception ; Kurtz pense que les remèdes parfaitement homœopathiques ne la produisent jamais. Enfin, Schneider s'en moque en l'appelant le *revenant* (1).

(1) Je m'abstiens de faire à vos yeux étalage d'une érudition facile et de mauvais aloi, en vous citant les écrits de tous ces radoteurs d'outre-Rhin dont j'emprunte ici l'opinion. Vous pouvez avoir toute confiance en ma probité littéraire et tenir pour parfaitement exact tout ce que je vous dirai de ces gens-là. J'aurai le soin, du reste, de copier textuellement toute phrase de quelque importance.

Tout cela n'est pas fort clair, mais c'est assez plaisant. Le revenant est, au reste, très capricieux dans ses apparitions. Tantôt il se montre immédiatement après l'administration du remède, tantôt ce n'est que plusieurs jours après celle-ci, et d'autres fois il ne paraît pas du tout. Les Homœopathes manquent, ici comme partout, d'une bonne règle sur un point de pratique fort important pour eux, et ils ne peuvent nous dire s'il faut attendre l'aggravation avant de prescrire un nouveau remède, ou bien si l'on doit agir en son absence pour ne pas s'exposer à perdre un temps qui pourrait être précieux dans les maladies aiguës, où l'occasion est souvent pressante. Enfin, pour augmenter encore la confusion, Schmitz soutient que l'aggravation homœopathique n'est qu'un effet de l'imagination du malade; il aurait pu ajouter : ou de celle du Médecin. Braud et Griesselich citent des exemples de cette aggravation à la suite de l'administration d'une goutte d'eau ou d'un atome de sucre de lait. Ce dernier ajoute :

« Il est incontestable que non seulement l'aggravation
« homœopathique, mais encore de *véritables guérisons*, ont
« été déterminées par le sucre de lait, par l'eau pure (1) ! »

Voilà le secret de la comédie qui échappe à cet auteur. Oui, les maladies guéries par l'eau pure ou par le sucre de lait, ces deux véhicules exclusifs des médicaments de votre École, constituent à eux seuls tous les succès dont se vantent les Homœopathistes ! Mais si vous reconnaissez que l'eau et le sucre de lait ont produit de véritables guérisons, pourquoi ne pas leur attribuer le même mérite quand vous administrez ces substances avec 1/1,000,000,000,000,000,000, 000,000,000,000,000,000,000,000,000,000,000,000,000,000 de

____

(1) Manuel de la Médecine Homœopathique, page 78.

grain (30me dilution) de poudre de charbon, végétal ou de camomille ? dose tellement exiguë que son action sur nous ne peut être que purement imaginaire !

Lorsqu'il survient une augmentation des symptômes de la maladie pendant le cours de son traitement, ce qui ne doit pas être rare dans la pratique des Homœopathes, il reste à décider si c'est l'aggravation homœopathique salutaire qui se présente, ou bien tout bonnement une aggravation naturelle de la maladie. Ici encore il n'a été posé aucune règle un peu satisfaisante pour distinguer deux états si différents, et qu'il serait si important de ne pas confondre, ainsi que nous venons de le voir. L'hésitation ne peut être longue pour les esprits peu disposés à se payer de chimères, et qui refusent toute espèce d'action aux doses ridicules dont nous venons de citer un exemple.

Il est encore une autre catégorie d'Homœopathistes, à mon avis fort sages et surtout fort adroits, qui rejettent tous ces essais d'explication de guérison, et qui ne croient qu'à la spécificité du remède ; c'est-à-dire que si la maladie guérit, le remède employé était parfaitement homœopathique ; il ne l'est plus dans le cas contraire. De cette manière le Médecin peut se tromper en faisant un mauvais choix du *simile*, mais la Doctrine reste infaillible.

De même qu'il n'existe pas dans la nature deux êtres, deux corps qui soient exactement semblables, de même en Médecine on ne rencontre jamais deux malades qui offrent absolument en tous points les mêmes symptômes ; il n'y a donc, à proprement parler, que des individualités en pathologie comme en histoire naturelle. Hahnemann insiste beaucoup sur cette vérité, que personne ne conteste, mais il en tire une conséquence fort contestable lorsqu'il en conclut que chaque cas de maladie qui se présente est toujours nouveau pour nous, et qu'il exige un traitement tout particulier. De ce qu'il n'y a pas de ressemblances parfaites en-

tre les groupes de symptômes (les maladies, en style homœopathique), il n'en résulte pas nécessairement que le
même remède ne puisse être applicable à plusieurs groupes
qui ont entre eux de grandes analogies :

« Ainsi que le même pain, la même viande, le même
« vin, conviennent également à des individus sains de
« constitutions différentes, si l'on proportionne les doses
« aux irritabilités de chacun d'eux, ainsi les mêmes anti-
« phlogistiques ou les mêmes toniques conviendront à di-
« vers malades affectés ou d'inflammation ou de faiblesse
« pure, si l'on sait proportionner les doses aux susceptibi-
« lités individuelles. C'est qu'il y a des traits de ressem-
« blance entre ces différents sujets sains ou malades, et le
« Médecin doit aussi bien les reconnaître qu'il reconnaît
« les traits de dissemblance (1). »

Hahnemann poussait l'individualisation jusqu'à défendre
d'admettre des maladies nominales ; comme s'il était possible de faire un pas en pathologie sans dénommer et sans
classer les maladies. Les Homœopathes eux-mêmes sont
obligés dans leurs livres de suivre cette marche, sous peine
de ne pas s'entendre. En définitive, ils connaissent à l'avance
le *simile* qui conviendra dans telle ou telle maladie des no-
sologistes. Il n'existerait pas assez de *similes* dans la nature
s'il en fallait un nouveau pour chaque cas particulier.

Après s'être posé en individualiseur par excellence, Hahnemann se met à généraliser ; et Dieu sait où va le conduire
son imagination déraillée, une fois lancé dans cette nouvelle voie !... Il faut pourtant continuer à l'étudier ; mais
vous ne sauriez croire, mon jeune ami, combien il est pé-

(1) Broussais, *Examen des Doctrines Médicales*, tom. III, pag. 123, troisième édition.

nible de suivre un homme d'intelligence dans de pareils égarements, et de le voir tomber ainsi jusqu'au dernier degré du radotage.

Il divise les maladies en aiguës et chroniques. Il prend pour base de cette distinction, non pas la marche plus ou moins rapide des maladies, mais bien leur nature miasmatique, lui que nous avons vu défendre à ses disciples de prendre en considération les *prétendues causes et la nature* de la maladie (1).

Il établit ensuite trois genres de maladies chroniques qui sont :

1° Les maladies syphilitiques ;

2° Les maladies sycosiques, qui sont produites par la sycose ;

3° Et les maladies psoriques, qui ont pour origine la psore ou gale.

Il institue en conséquence un traitement général spécifique pour chacun de ces trois genres, ne se doutant pas qu'il se met ainsi en opposition avec lui-même, car il n'y a réellement que des individualités dans les maladies miasmatiques comme dans les autres. Une variole et une scarlatine, par exemple, ne ressemblent pas plus à une autre variole et à une autre scarlatine, qu'une pneumonie ou un cancer ne ressemble à ces mêmes maladies chez des individus différents. S'il était réellement nécessaire de chercher un *simile* pour chaque cas particulier de maladie ordinaire, il n'y aurait aucune raison pour être dispensé d'en agir de même dans les maladies miasmatiques, et aucun traitement général ne saurait leur être applicable.

(1) Voyez la sixième Lettre.

Les maladies chroniques sont infiniment plus nombreuses que les maladies aiguës dans la pratique. Celles qui sont dues à la syphilis ne s'attaquent pas généralement à tout le monde : ce sont les moins fréquentes de toutes. Les maladies qui tiennent au miasme sycosique (le fic, les verrues, etc.), sont en général l'apanage de la vieillesse. C'est en avançant en âge que la peau, de souple et veloutée qu'elle était dans l'adolescence, perd peu à peu de son poli, devient rugueuse et se couvre de croûtes et d'excroissances plus ou moins désagréables et même dangereuses. Mais le plus grand nombre des maladies chroniques ne pouvant être rapporté à l'un ni à l'autre de ces deux genres, il doit être attribué, dit notre auteur, au miasme ou virus de la gale, qui n'a pas de virus !

« Celle-ci (la gale) est la seule cause fondamentale et pro-
« ductive de toutes les formes morbides qui, sous les noms
« de faiblesse nerveuse, hystérie, hypocondrie, manie, mé-
« lancolie, démence, fureur, épilepsie, spasmes de toute
« espèce, ramollissement des os ou rachitisme, scoliose,
« siphose, carie, cancer, fongus hématode, goutte, hémor-
« rhoïdes, jaunisse, cyanose, hydropisie, aménorrhée, gas-
« trorrhagie, épistaxis, hemoptysie, hématurie, métrorrha-
« gie, asthme, suppuration des poumons, impuissance,
« stérilité, migraine, surdité, cataracte, amaurose, gra-
« velle, paralysie, perte d'un sens, douleurs de toute es-
« pèce, etc., etc., affligent l'humanité (1). »

Toutes ces métamorphoses de la gale s'expliquent parfaitement, dit-il, « par le passage de cet ancien miasme à tra-
« vers de milliers d'organismes humains et le développe-
« ment extraordinaire qu'il a dû acquérir par là (2). » —

(1) *Organon,* § LXXIII.
(2) *Organon,* § LXXIV.

Toujours des assertions sans preuves et en contradiction formelle avec les faits ! Qui ne sait, par exemple, que tous les virus ont perdu de leur violence en traversant les âges pour arriver jusqu'à nous? Celui de la gale, s'il en existait un, ferait donc exception ; il serait le seul dont la violence se fût accrue avec le temps.

Vous le voyez, Hahnemann s'est placé, dans cette singulière énumération des suites funestes de la gale, fort au-dessous des préjugés populaires qui font attribuer une foule de maladies à une *gale invétérée*, à une *gale mal traitée*, à une *gale rentrée dans le corps*, etc., etc. — Que dire d'un chef d'École qui disserte à perte de vue et qui fonde toute une théorie sur un virus qui n'existe pas ? Tout cet échafaudage de maladies psoriques si péniblement édifié par l'auteur, et qu'il considérait comme son plus beau titre de gloire, s'écroule devant ce fait depuis longtemps incontesté, que la gale est une maladie des plus simples, due à la présence d'un insecte parasite, l'*acarus scabiei*. Détruisez cet insecte à l'aide du soufre (et il suffit aujourd'hui d'une séance de deux heures pour y parvenir), vous guérissez la gale et du même coup vous faites disparaître à jamais toutes ces prétendues complications et transformations dont vous venez de faire un étalage si ridicule et si mensonger.

Je dois à la vérité de dire que quelques Homœopathes n'osent admettre aujourd'hui cette théorie de la *psore* dont l'absurdité frappe les moins clairvoyants. Ils n'en conservent pas moins le traitement conseillé par le Maître, et ils continuent à prescrire journellement contre la gale et contre une foule d'affections chroniques, le soufre, le mercure, le charbon végétal, le cuivre, le lachésis, le lycopode, etc., et enfin tout leur arsenal prétendu antipsorique. Hahnemann lui-même, ce grand génie, comme le qualifient ses adeptes, est mort dans l'impénitence finale. Il a persisté jusqu'à la fin de sa longue carrière à employer

ces mêmes remèdes contre cette foule de maladies énumé-
rées plus haut, et il obtenait toujours les succès les plus
étonnants, guidé par son expérience. Toutefois il n'avait
pas toujours pensé ainsi :

« Je n'ai pas oublié le temps où Hahnemann dérivait tou-
« tes les maladies chroniques de l'usage du café, Doctrine
« à laquelle il demeura fidèle jusqu'au moment où il conçut
« celle de la psore, qui fut adoptée avec pleine confiance
« par une grande partie des Homœopathes. — Si Hahne-
« mann eut continué de vivre en pleine jouissance de sa
« raison, il aurait conçu des changements, etc. (1). »

A coup sûr, il n'aurait pu trouver rien de plus extraordinaire que ces deux sources de maladies chroniques, la
psore et l'usage du café !

Malgré tout ce que vous venez de voir d'attrayant et de
positif dans la Doctrine de *l'omoïon*, il s'est trouvé des
Médecins, nous dit Griesselich, qui non contents du *simile*
ont cherché le salut dans le *simillimum*. Ils ont trouvé l'Isopathie! Celle-ci constitue une quatrième méthode curative,
pour parler le langage de Hahnemann. Je me propose d'en
faire plus tard le sujet d'une lettre particulière où j'espère
faire bonne justice de cette nouvelle absurdité.

Je me hâte de terminer cette analyse un peu diffuse d'une
Théorie qui n'est pas fort claire dans son exposition. L'absence de toute espèce de preuves que l'on pût discuter, et
le manque de cet enchaînement logique dans les idées, toujours nécessaire pour être bien compris, ont rendu cette
partie de ma tâche assez difficile en me privant d'un fil con-
ducteur pour me guider dans ce labyrinthe homœopathique. J'ai fait tous mes efforts pour en sortir, sans être par-

(1) Hartmann, *Thérapeutique Homœopathique*, tome 1er, p. 50-51.

venu peut-être à bien saisir des principes, en apparence du moins, si obscurs, si contradictoires et si peu rationnels. Il est douteux, dès lors, que j'aie réussi à vous donner une idée bien claire de la Doctrine de Hahnemann. Espérons que je serai moins malheureux en vous parlant des médicaments homœopathiques et de leur dynamisation.

Je vous ai démontré, je crois, le peu de solidité des principes secondaires et des propositions accessoires avancés par les Homœopathes pour appuyer ce que nous avons appelé la première proposition fondamentale de Hahnemann; d'où je conclus que cette proposition elle-même est également fausse et ne repose que sur des faits mal observés ou mal interprétés par cet auteur.

Montpezat, 1ᵉʳ Décembre 1854.

MANEC, Dʳ m. p.

HUITIÈME LETTRE.

A M. X...., élève en Médecine, à Paris.

Mon cher Ami,

J'ai le regret de vous apprendre que l'enquête dont je vous
ai parlé dans ma troisième lettre, relative au traitement préservatif du choléra, n'a pu constater que des résultats négatifs. A Agen, qui a eu le bonheur d'échapper au fléau,
les croyants qui ont avalé les précieux globules n'ont pas
éprouvé le plus léger dérangement; ni crampes, ni coliques,
ni diarrhée prémonitoire! C'est fort heureux pour nos com-
patriotes; c'est désolant pour la théorie homœopathique!

L'Académie des Sciences, dans sa séance du 20 novembre
dernier, a publié son programme pour le prix Bréant. *Cent
mille francs* pour celui qui trouvera un remède souverain

contre le Choléra asiatique ! Les Homœopathes vont se présenter en foule aux portes du palais Mazarin, offrant : l'un, *Cuprum*, 12e ; l'autre, *Arsenicum*, 12e ; celui-ci, *Digitalis*, *Tinct. mat.;* celui-là, *Digitalis*, 30e ; qui, *Bryonia ;* qui, *Belladona.* Il n'y aura que l'embarras du choix. Vous voudrez bien à votre tour, j'espère, dès que le vainqueur sera connu, me faire connaître cet heureux favori d'Esculape et de la fortune.

Reprenons notre examen.

DEUXIÈME PROPOSITION.

Les médicaments homœopathiques sont ceux qui produisent chez l'homme en santé un ensemble de phénomènes en tout semblables aux symptômes de la maladie qu'ils sont appelés à guérir.

Les propriétés physiques et chimiques des médicaments ne pouvant nous éclairer d'une manière satisfaisante sur leurs vertus curatives, il a fallu chercher ailleurs cette connaissance. L'expérience seule a pu nous la donner ; aussi de tout temps les Médecins sages, et qui ne se paient pas de chimères, ont eu recours à ses oracles, et c'est à elle que nous devons tout ce qu'il y a de bon et de solide dans la saine pratique de notre art.

Hahnemann se trouve ici parfaitement d'accord avec nous, ce qui n'est pas ordinaire. Bien évidemment les qualités physiques et les propriétés chimiques de l'émétique, par exemple, sont insuffisantes pour nous permettre d'expliquer l'action de cet agent sur nous. Ce n'est ni parce qu'il cristallise en tétraèdres, ou en pyramides, ou en octaèdres, et que ces cristaux sont incolores, transparents, etc., etc.; ni parce qu'il rougit la teinture de tournesol ou qu'il précipite en jaune-orangé par les sulfhydrates, et en blanc-cailleboté par la noix de galle, etc.; ni enfin parce qu'il est composé d'acide tartrique uni à l'oxyde de potassium et au protoxyde d'antimoine, etc., que ce médicament produit chez l'homme un ensemble de phénomènes fort compliqués qui amène le vomissement. L'émétique fait vomir tout bonnement, parce qu'il possède une vertu vomitive, comme le dirait Molière. C'est le secret de la nature. L'expérience seule a pu nous dévoiler cette faculté.

Le hasard nous a fait découvrir les vertus thérapeutiques d'un grand nombre de médicaments; d'un autre côté, des idées théoriques plus ou moins justes et des raisonnements fondés sur des analogies nous ont conduits à tenter des essais avec d'autres substances. Les unes et les autres n'ont pris rang dans une bonne matière médicale qu'après que l'expérience au lit du malade est venue confirmer à plusieurs reprises les résultats heureux obtenus par les premiers observateurs. L'histoire des expérimentations en Thérapeutique a commencé avec celle de la Médecine pour se continuer jusqu'à nos jours.

La chimie est venue ensuite qui nous a fait connaître la composition des médicaments. Elle nous a appris à simplifier les formules en les débarrassant de toutes les substances inertes ou inutiles dont les avaient surchargées les anciens; à séparer dans une plante la partie active de celle qui ne l'est pas; et enfin à combiner ensemble des corps simples ou binaires pour en faire des composés fort utiles en Médecine. Tels sont la plupart des sels, les iodures, les sulfures, etc. Il n'y a assurément là rien d'impur dans cette origine d'une matière médicale qui est celle de tous les bons esprits, et l'anathème lancé contre elle par Hahnemann et ses sectaires ne saurait l'ébranler.

Mais la matière médicale, comme toutes les sciences qui composent le domaine de la Médecine, a eu aussi son enfance, son temps d'ignorance, de ténèbres et de barbarie.

Lorsque la Doctrine du *laxum* et du *strictum* régnait dans les Écoles, l'on n'avait que des remèdes *resserrants* ou des *relâchants*. Lorsque c'était le *froid* et le *chaud* qui étaient en honneur, il y avait les *échauffants* et les *rafraichissants*. Plus tard, quand l'humorisme eut détrôné ces vieux systèmes, on rechercha les *délayants*, les *coagulants*, les *incrassants*, etc., suivant le vice que l'on croyait avoir à combattre dans les humeurs. Le solidisme donna naissance aux médicaments *irritants*, *incarnants*, etc. Les Médecins chimiâtres ne connurent que les *alcalins*, les *acides*, les *fondants*, etc. La cabale de Paracelse inventa ses arcanes et cette fameuse Doctrine des signatures qui faisait reconnaître dans les plantes un remède assuré contre les affections des organes avec lesquels on leur trouvait certaines ressemblances. Ainsi la Pulmonaire, à cause de ses taches, était considérée comme un remède spécifique contre les maladies du poumon : la Chélidoine, à cause de son suc jaune, était un remède propre aux maladies bilieuses ; ainsi de l'Orchis, de l'Euphraise, etc. — Enfin le charlatanisme, qui est de tous les temps, eut ses recettes miraculeuses, et le chaos régna dans la Pharmacopée qui ne fut plus qu'un composé informe, produit de l'ignorance, de la superstition et de la mauvaise foi. Si c'est contre un pareil fatras qu'a voulu s'élever Hahnemann dans sa critique passionnée de la matière médicale des anciens (1), il peut le faire tout à son aise, car je ne connais personne qui soit disposé à prendre aujourd'hui la défense de semblables erreurs. C'est peine perdue, au reste, pour tout Réformateur, que de s'amuser à dénaturer tout ce qu'il y a de bon dans une science pour le noyer ensuite avec ce qu'il peut y avoir de mauvais. Le meilleur moyen de faire oublier le passé, ce serait de montrer l'excellence de la nouvelle

____

(1) *Traité de matière Médicale pure,* tom. 1, Prolégomènes.

Doctrine et de prouver sa supériorité sur celles que l'on veut remplacer.

Voyons si la matière médicale homœopathique a droit à une telle prétention, et si elle mérite les éloges que lui prodiguent ses partisans.

Nous l'avons déjà dit, Hahnemann fut conduit à la découverte de la loi du *simile* par cette remarque qu'il avait cru faire sur lui-même, que le Quinquina guérissait la fièvre intermittente, parce qu'il était propre à donner cette maladie lorsqu'il était pris par une personne en état de santé. Assertion complètement fausse, ainsi que je l'ai démontré dans ma deuxième lettre, et ainsi que le prouve l'expérience de chaque jour. S'il en était ainsi, en effet, toutes les fois qu'on prendrait cette substance comme préservatif de la fièvre intermittente, comme tonique, comme antiputride, on devrait nécessairement se donner cette même fièvre : ce qui n'arrive jamais. — Partant de cette base erronée, notre auteur conclut qu'il n'y avait qu'à étudier les effets pathogénétiques des médicaments sur l'homme bien portant pour découvrir ainsi le remède spécifique à chaque maladie. De là la nécessité d'expérimenter toutes les substances jusqu'à ce qu'on soit parvenu ainsi à produire une série de maladies artificielles, de maladies médicamenteuses qui correspondent à toutes celles qui remplissent les cadres nosologiques. Voilà l'origine de l'expérience pure et en même temps le but qu'elle se propose d'atteindre. Si ce but est toujours facile à déterminer, nous allons voir combien sont difficiles les chemins qui y conduisent, et combien surtout sont peu d'accord entre eux les pilotes homœopathistes qui prétendent nous guider sur cette mer inconnue de l'expérience pure.

Pour tout homme qui veut rester dans les limites du sens commun, il semble que l'essai des médicaments dans les maladies soit la meilleure manière de s'éclairer sur leurs vertus curatives, parce qu'il est présumable que des malades atteints de la même maladie et placés dans des conditions à peu près semblables seront guéris par les mêmes remèdes. De tout temps, pour arriver à cette connaissance, l'usage des médicaments dans les maladies (*usus in morbis*) a été la marche naturelle suivie par les grands observateurs qui nous ont précédés dans la carrière et par ceux qui nous servent aujourd'hui de modèle. Il est même telle de ces substances, comme le fait observer M. le professeur Requin, dont il serait impossible de découvrir certaines de ses propriétés, si l'on se bornait à l'essayer chez les personnes en santé. —

Ainsi, par exemple, comment reconnaître sur un homme bien portant l'action de l'écorce de racine de grenadier contre le Tœnia ?....... celle du semen-contra, de la mousse de Corse contre les vers intestinaux ?...... celle du soufre contre l'*acarus* de la gale ?... et celle de l'iode contre le goître ?... — Pour tous les médicaments, au reste, l'observation des effets obtenus sur l'homme malade doit venir en dernier ressort valider ou invalider les inductions fondées sur leur action physiologique (1).

Hahnemann ne peut être de cet avis : du moment qu'il a admis le principe des *semblables*, il a raison de dire :

« Qu'on a besoin de connaître, dans tout son entier, la « puissance en vertu de laquelle chaque médicament excite « une maladie (2). » Pour arriver à ce but « il n'y a pas de « moyen plus sûr et plus naturel, ajoute-t-il, que d'essayer « les médicaments séparément les uns des autres, sur des « personnes saines, et de noter quels changements résul- « tent de là dans l'état du physique et du moral, c'est-à-dire,

____

(1) Requin ; *Supplément au Dictionnaire de Fabre*, art. Homœopathie.
(2) *Organon*, § XCIX.

« quels éléments de maladies ces substances sont capables
« de produire (1). »

Le choix du meilleur remède à opposer à une maladie,
d'après cet auteur, ne peut donc être fait sur les malades,
car il faudrait pour cela , dit-il, essayer nécessairement tous
les remèdes contre la même maladie (2); ou bien donner le
même remède contre toutes sortes de maladies. Singulier
raisonnement! Une pareille expérimentation serait, il est
vrai, absurde et impossible, mais ce n'est pas celle de notre
École. Après avoir étudié les propriétés physiques et surtout
chimiques d'une substance, nous en concluons, par voie
d'analogie et sous toute réserve, qu'elle pourrait bien exercer telle ou telle action dans une maladie donnée. Nous l'ex-
périmentons alors sur des animaux dont l'organisation se
rapproche le plus de la nôtre et, enfin, toujours guidés par
l'analogie et retenus par une sage circonspection, nous
essayons cette même substance sur l'homme sain et sur
l'homme malade.

Cette méthode paraît fort rationnelle à une foule d'esprits
des plus éminents, et il faut plaindre les intelligences mal-
heureuses qu'elle ne satisfait pas. Hahnemann et les Homœopathes se placent dans cette dernière catégorie; ils pensent
que les exemples de guérisons les mieux constatées ne prouvent rien, sinon en faveur du cas que l'on a sous les yeux, et
qu'ils ne peuvent être d'aucune utilité pour l'avenir, attendu
qu'il est impossible, disent-ils, de rencontrer deux maladies
absolument semblables.

Nous avons déjà fait justice de cette ridicule prétention,

______

(1) *Organon*, § CI.

(2) D'après Hahnemann, ce serait sur le même malade, puisqu'il ne reconnaît jamais deux maladies semblables. Il ne veut même pas qu'on les dé-
nomme pour ne pas être porté à rechercher des ressemblances qui ne peuvent
pas exister. L'on se perd au milieu de toutes ces absurdes contradictions.

mais nous croyons devoir y revenir un instant, car c'est un point capital de la Doctrine que nous combattons. Oui, les bons Pathologistes n'ignorent pas plus que vous que chaque cas particulier de maladie présente quelque chose de spécial qui le distingue d'un autre cas de même nature ; mais à leurs yeux ce n'est pas une raison pour se mettre en quête d'un médicament spécifique pour chacun de ces cas, car ils voyent les habitants d'une ville assiégée, par exemple, se nourrir à peu près des mêmes aliments, alors que chacun d'eux présente aussi une idyosincrasie ou tempérament particulier. S'il fallait des ressemblances parfaites entre les maladies pour être autorisé à donner les mêmes remèdes, nous n'en trouverions jamais, pas même dans les maladies dépendant d'un virus fixe, où vous admettez à tort ces ressemblances. Un vérolé, porteur d'un bubon, ressemble bien moins à un autre syphilitique atteint d'ulcères à la gorge, qu'une pneumonie ne ressemble à une autre pneumonie. D'après vos propres idées, vos traitements anti-psoriques, anti-syphilitiques et anti-sycosiques n'ont aucune raison d'être ; ce sont des généralisations dangereuses et sans application possible dans la pratique.

Les Homœopathes persistent dans leur erreur ; ils soutiennent qu'il n'y a de remède véritablement curatif que le remède spécifique à la maladie, et ils ajoutent que le spécifique est celui qui produit chez l'homme en santé une maladie artificielle semblable à celle que l'on veut guérir. De ce principe découle pour eux l'obligation de faire des expériences physiologiques avec toutes sortes de médicaments.

« Alors, dit Neumann, la pratique médicale, au lieu d'être « un tâtonnement irrationnel, devient un procédé mathé-« matique nettement déterminé. Il suffit d'un diagnostic « certain de l'état de l'individu malade, pour que ce procédé « soit débarrassé des entraves de l'incertitude et devienne

« une méthode scientifiquement exacte et solide, de telle
« sorte que la terminaison fatale arrivée par un faux traite-
« ment pourrait alors appeler la vindicte de la loi aussi bien
« que tout homicide (1). »

Ni plus ni moins que cela!... Les symptômes de la maladie
d'un côté, les symptômes pathogénétiques du médicament
de l'autre, voilà les deux égalités du problème médical parfaitement assimilé à une équation algébrique. Si jamais les
Homœopathes s'avisent de réviser le Code pénal, tout Médecin qui ne saura pas dégager l'inconnue de cette donnée,
c'est-à-dire trouver la guérison, sera passible des Cours
d'assises et puni comme un assassin. Heureux si le cas de
maladies radicalement incurables lui vaut la faveur des
circonstances atténuantes!....

Ne vous effrayez pas trop de ce rigorisme, mon cher ami,
M. Neumann n'en demande l'application que lorsque sa méthode aura atteint un degré de perfection qui n'existe pas
encore, comme nous allons le voir en étudiant les préceptes
que Hahnemann nous a laissés sur l'expérimentation physiologique.

Montpezat, 8 Décembre 1854.

MANEC, Dr m. p.

---

(1) Beitrage zur Natur und Heilkunde, 1. 138.

NEUVIÈME LETTRE.

A M. X...., élève en Médecine, à Paris.

MON CHER AMI,

Voici le résumé des préceptes donnés par Hahnemann sur les expériences physiologiques des médicaments :·

1⁰ Il n'administrait qu'un seul remède à la fois, sous une forme, en quantité suffisante et dans des circonstances extérieures qui en assuraient autant que possible le succès ;

2⁰ Il donnait de préférence une seule dose à laquelle il ne faisait succéder une autre que lorsque l'effet de la première avait cessé ou qu'elle n'en avait produit aucun ; il évitait par là de troubler l'action des médicaments ;

3° Il posait comme règle les succès obtenus par des expériences nombreuses et multipliées, et en évitant toute suggestion, il formait plusieurs catégories des symptômes observés, suivant leur plus ou moins de fréquence et suivant leur manifestation plus ou moins prononcée;

4° Il considérait comme caractéristiques non seulement les symptômes qui avaient été indiqués par la personne mise en expérience, mais encore ceux qui avaient été observés par le Médecin, de sorte que le tableau des effets pathogénétiques devait, pour être complet, renfermer toutes les observations subjectives et objectives;

5° Il exhortait les Médecins à se soumettre eux-mêmes à l'expérimentation;

6° Il leur donnait, par conséquent, le conseil de consulter la nature, pour établir une matière médicale qui contînt les effets purs, positifs (1).

Malgré le grand nombre d'expérimentateurs qui ont suivi Hahnemann, il n'a été ajouté rien d'essentiel à ces règles. L'on a bien un peu varié sur les doses, sur leur répétition et et sur l'interprétation des symptômes; le fond est resté le même.

Examinons :

1° *Il faut n'administrer qu'un seul remède à la fois, en quantité suffisante, et dans des circonstances convenables.*

On a fait trop d'honneur, ce me semble, à Hahnemann en lui attribuant le précepte de n'essayer qu'un seul remède

---

(1) Préceptes extraits de l'*Organon*, §§ CXV à CXXXV, et résumés par le docteur Griesselich, *Manuel pour servir à l'Histoire critique de la Médecine Homœopathique*, traduit de l'allemand, pag. 115.

à la fois. C'est ainsi qu'on a toujours procédé quand on a voulu sérieusement étudier les effets d'une substance. Peut-être avant lui n'en avait-on pas assez étudié de cette manière. Ce serait là, au reste, le seul service qu'il ait rendu à la matière médicale..... — *En quantité suffisante !* — Qu'entendre par là ?... — Hahnemann avait d'abord commencé par expérimenter avec les doses qu'on administre ordinairement dans l'état de maladie ; plus tard, il ne donnait que quelques globules de la 30ᵐᵉ dilution. Piper (1), un des oracles de l'expérience pure, conseille de commencer par un 1/10ᵉ de la dose ordinaire pour arriver graduellement à celle-là, si le médicament essayé ne produisait pas d'effet assez marqué. Voilà donc le Maître désavoué par son Disciple, et la matière médicale qu'il avait si laborieusement élaborée reste entachée de nullité. Il avait pourtant dit :

« Les substances médicinales, pour manifester la totalité
« des forces cachées en elles, doivent être avant tout dyna-
« misées, et ce n'est qu'après avoir été amenées à l'état de
« dilution qu'elles manifestent à un degré incroyable leurs
« forces médicinales (2). »

Une foule de gens, même parmi les Homœopathes, n'ont pas cru à cet *incroyable*. En revanche, M. Beauvais (de Saint-Gratien), l'Association de Médecins Homœopathes de Thuring, la Société Homœopathique de Paris, etc., etc., administraient la 30ᵐᵉ dilution. Frœhlich essaya la 200ᵐᵉ et la vit produire des symptômes (3). Et comme l'absurde ne connaît pas de bornes, Héring, un des flambeaux de l'École, après s'être amusé avec le venin des araignées (Théridion curas-

---

(1) *Hygea*, XII, 481 et XIII, 1.
(2) Æsterreich, Zulschr. *Fur. Homœop.*, B d. 2, p. 319.
(3) *Organon*.

savicum) , à la 30ᵐᵉ dilution, expérimenta d'autres substances à la 400ᵐᵉ, 800ᵐᵉ, 1,000ᵐᵉ, 2,500ᵐᵉ et enfin à la 16,000ᵐᵉ !

Ce chiffre ne vous semble-t-il pas un peu fort? 16,000 dilutions ! J'en demande bien pardon à l'honorable confrère Héring; mais est-il bien sûr d'avoir employé cette haute dilution? Sait-il qu'il ne faut pas moins de 1,333 jours d'un travail sans relâche , à douze heures par jour, pour préparer ce formidable atome , et que le chiffre fabuleux qui représente cette puissance serait une fraction décimale formée de l'unité précédée de trente-deux mille zéros ? Il aurait près de soixante-quinze mètres de longueur ! Encore une fois, c'est bien fort ! Et le Médecin qui aurait le triste courage d'employer trois ans et demi à un pareil labeur , et ensuite la bonhomie de prescrire ce produit à ses malheureux malades, ne vous semblerait-il pas un homme bien singulier? Tel est M. Héring! et les Homœopathes de s'écrier avec saint Augustin : *Credo quia absurdum !* (1).

Poursuivons :

Le mode d'administration du remède varie aussi bien que les doses chez les Homœopathes. L'un donne ce remède sous forme d'infusion aqueuse ou de décoction (Hahnemann); l'autre (Piper) n'emploie que la forme pulvérulente triturée ou non avec du sucre de lait.

Les *circonstances convenables* ne nous offrent pas moins de divergences d'opinion que la force et la forme des doses. Hahnemann administrait le remède avant le coucher du patient; c'est le moment le plus favorable, dit-il :

« Les opérations secrètes ont lieu sans trouble pendant la

---

(1) Jennichen a, depuis lors, inventé sa machine pour les hautes dilutions qui commençaient à devenir hors de prix.

« nuit, et au réveil les premiers mouvements vivaces de la
« vie anormale commencent à se faire sentir clairement. »

Piper veut qu'on le fasse prendre le matin. — La répétition des doses ne cause pas moins d'embarras. Hahnemann
prétend qu'une nouvelle dose donnée trop tôt peut détruire
l'effet de la première ou bien provoquer un effet opposé (1).
Piper, au contraire, veut qu'on les répète chaque vingt-
quatre heures, et quelquefois plus souvent. Il ajoute :

« Les doses qu'on répète doivent être successivement ac-
« crues ; mais lorsque les symptômes disparaissent après
« plusieurs doses, on revient aux plus petites, et après quel-
« ques jours on administre tout-à-coup une forte dose (2). »

Il n'est pas facile, vous le voyez, de se tirer avec honneur
de ce dédale de l'expérimentation. Ajoutons à toutes ces
difficultés que pour avoir un tableau bien complet des effets
pathogénétiques des médicaments, il est convenable d'expérimenter sur l'homme et sur la femme, sur les sujets jeunes et sur les vieux, sur tous les tempéraments, dans toutes
les saisons de l'année et même dans toutes les circonstances
de la vie.

Nous verrons bientôt que tout cela peut aller fort loin.

Il importe aussi que les personnes qui se soumettent à
l'expérience ne fassent aucun excès pendant le cours de
celle-ci. Il faut, par exemple, que si elles n'ont pas l'habitude de prendre des spiritueux, du café, etc., elles s'en
abstiennent pendant la durée d'action des médicaments. Ces
personnes doivent également être douées d'une *sensibilité*

____

(1) *Organon*, § 131, 5ᵉ édition. — A l'avenir, je puiserai tantôt dans la
3ᵉ, tantôt dans la 5ᵉ édition, celle-ci étant un peu plus étendue.

(2) D'après Griesselich, *Manuel*, pag. 128.

convenable et d'une intelligence suffisante (1). En un mot, il faut des sujets de choix.

2° *Il convient, pour ne pas troubler l'action des médicaments, de ne donner une seconde dose que lorsque l'action de la première est entièrement épuisée.*

Très bien assurément ! — Mais comment savoir si cette action est épuisée, puisque c'est elle précisément que nous étudions ? L'embarras n'est pas mince, quand on songe qu'aujourd'hui même, après tant d'expériences pures, « il « n'est pas un seul médicament à l'égard duquel on puisse « dire quelle est précisément la durée de son action sur les « hommes bien portants, et à plus forte raison dans les ma- « ladies (2). »

La difficulté serait à peu près insurmontable, si ce que dit Hahnemann au § CXXXII était une vérité (3).

3° *Il faut faire des expériences nombreuses, éviter toute suggestion et former plusieurs catégories des symptômes observés suivant leur plus ou moins de fréquence et l'énergie de leurs effets.*

Ces préceptes sont excellents et au-dessus de toute critique ; seulement ils sont en opposition formelle avec la Doctrine Homœopathique, car ils conduisent à former des *Tableaux généraux* des effets purs des médicaments, tandis que Hahnemann conseille d'individualiser à l'infini, attendu qu'on ne rencontre jamais, dit-il, deux cas de maladie parfaitement identiques.

____

(1) *Organon*, §§ CXIX et CXXXI, 3e édition.
(2) *Organon*, § CCXLI, 5e édition.
(3) Voyez plus bas le 4me Précepte.

Au § **CXXVIII**, il insiste sur la nécessité de multiplier les expériences , parce que « les symptômes propres à une sub-« stance médicamenteuse quelconque, ne se montrent pas « tous chez la même personne, ni simultanément, ni dans la « même expérience , etc , etc. »

L'action des médicaments n'est donc pas constante et absolue, comme vous l'avez avancé au § **XXVII**.

Il aurait été bien plus conforme à vos principes de faire pour chaque médicament autant de Tableaux pathogénétiques, de maladies médicinales , qu'on aurait entrepris d'expériences pour en étudier les effets; ces images de maladies ne pouvant pas plus se ressembler entre elles que ne se ressemblent les maladies naturelles; il est vrai que cela finit par être un peu embarrassant et d'une application assez difficile au lit des malades.

4° Le Tableau des effets pathogénétiques doit renfermer toutes les observations subjectives et objectives.

A part la prétention des deux derniers adjectifs empruntés à l'École philosophique du pays de Hahnemann , ce paragraphe est sans reproche. Le précepte n'est pas nouveau, et il y a des siècles que les Médecins , recueillant des observations, faisaient du kantoplatonicisme sans s'en douter , comme M. Jourdain faisait de la prose.

Le champ de l'objectif et du subjectif n'aurait pas de limites si « les inconvénients, les changements et les altéra-« tions de la santé qui se montrent tant que dure l'action « d'un médicament, dépendent de cette substance *seule*, « quand bien même la personne qui fait l'expérience aurait « longtemps auparavant éprouvé des symptômes semblables. « — Dans le cas présent, ils sont les effets du médicament, « car on ne peut admettre qu'ils soient venus d'eux-mêmes

« dans un moment où un puissant agent médicinal domine
« l'économie entière (1). »

Il est vrai que, malgré des assertions assez formelles, il
reste douteux qu'un accès d'asthme ou d'épilepsie qui survient après l'administration d'un globule quelconque chez
un sujet affecté de l'une de ces maladies, soit bien dû à l'action du médicament homœopathique. Cela mériterait d'être
prouvé.

5° Hahnemann *exhorte les Médecins à se soumettre eux-
mêmes à l'expérimentation.*

Merci du conseil. Gardez-vous bien de le suivre, mon
cher ami, vous qui n'avez pas une foi aveugle dans la parole du Maître. Hahnemann a beau me dire que les petites
incommodités qui en résultent, loin d'être préjudiciables
à la santé, la rendent au contraire plus solide (2); Piper
peut bien être de ce sentiment, et Helbig assurer que sa
santé en est devenue plus robuste (3), je leur en fais mon
compliment, mais je n'imiterai pas leur exemple.

Voici quelques-unes des petites incommodités qu'éprouva
Hahnemann :

L'Arsenic (4) lui donna une mélancolie religieuse ; la
phthisie (5), un ulcère cancéreux (6). La Scille lui fit venir la

(1) *Organon*, § CXXXII.
(2) *Organon*, § CXXXIII.
(3) *Archives de la Médecine Homœopathique*. Paris, 1834, tom. 1er,
pag. 220.
(4) Il est bien entendu que l'Arsenic et les autres médicaments que nous
citons ont été employés à dose homœopathique.
(5) Hahnemann, Matière médicale pure, sympt. 751 de l'Arsenic.
(6) Hahnemann, Matière médicale pure, sympt. 791.

gangrène froide (sympt. 156) ; des squirrhes (sympt. 157) au pluriel.

La Belladone (1) lui donna une propension à se luxer les doigts (sympt. 962) ; il se donnait des coups de poings dans le visage (sympt. 1413) ; il mordait ceux qui l'approchaient (sympt. 1424) ; il se jetait à l'eau (sympt. 1440).

L'Ellébore blanc lui fit avaler ses propres excréments (sympt. 373). — La Noix vomique lui fit froncer les sourcils et croiser les bras (sympt. 1279).

Voilà pour le grave ; — voici le plaisant :

La Camomille lui fait branler la tête en avant et en arrière (symp. 30).

L'Ellébore le faisait chanter et fredonner la nuit (s. 384).

Le Mercure lui donnait une grande envie, en se promenant, de prendre les gens par le nez (sympt. 1262). Après avoir pris de la Belladone, il fait des gestes de charlatan (sympt. 1369) ; il bat des mains par-dessus la tête (sympt. 1375) ; il pousse des cris et des hurlements (sympt. 1406) ; il se déshabille, court en chemise dans les rues faisant des gestes absurdes, dansant, riant aux éclats (sympt. 1370) ; il déchire ses vêtements (sympt. 1412) ; il prend les assistants aux cheveux (sympt. 1421).

Faire des gestes de charlatan ne doit étonner personne de la part du chef de l'Homœopathie ; battre des mains par dessus la tête, pousser des cris, rire aux éclats en courant dans les rues, balancer la tête en polichinelle, déchirer ses vêtements, sont des symptômes drôlatiques. — Prendre les gens par le nez ou par les cheveux pourrait bien ne pas se trouver du goût de tout le monde ; de même que courir en che-

____

(1) Hahnemann, Matière médicale pure. — Nous nous bornons à mettre à côté de chaque symptôme son N° d'ordre qu'il occupe dans le Tableau pathogénétique.

mise dans les rues rendrait passible de la police correction-
nelle!... — Tout cela n'est pas encore très dangereux pour
l'expérimenté, mais il doit en être bien autrement de se
jeter à l'eau en toute saison, de se donner des coups de
poings dans la figure, et surtout de gagner la phthisie, la
gangrène et le cancer.

Vous conviendrez qu'il faut avoir une foi bien grande
dans la vertu des médicaments homœopathiques, et être
bien exercé dans cette méthode curative, pour imiter la har-
diesse de Hahnemann, Helbig, Piper. Ces Messieurs-là sa-
vaient bien ce qu'ils faisaient, et vous allez voir que tout
cela finit par un tour de prestidigitateur. Le meilleur antidote (contre-poison) d'un remède homœopathique étant le
remède lui-même (1), le premier globule vous donne la
phthisie, un ulcère cancéreux; le second vous enlève immédiatement ces infirmités. De telle sorte que tantôt vous
les voyez et tantôt vous ne les voyez pas. — Vous pouvez
continuer cet exercice selon votre bon plaisir, ce n'est pas
plus dangereux que ça, et si ce n'est pas très sérieux, c'est
du moins assez amusant!

6° *Il faut, par conséquent, consulter la nature, pour établir
une matière médicale qui contienne les effets purs, positifs.*

Sans doute, il faut consulter la nature : c'est là une prétention fort louable et que nous avons tous; nous ne diffé-
rons que sur la manière d'interpréter ses leçons. — Voyons
comment vous allez justifier la vôtre.

Montpezat, 15 Décembre 1854.

MANEC, Dr m. p.

(1) Griesselich, *Manuel*, pag. 345.

DIXIÈME LETTRE.

A M. X...., élève en Médecine, à Paris.

Mon cher Ami,

Nous voici arrivés à l'application des préceptes que je vous ai fait connaître dans ma dernière lettre, et qui doivent nous donner, par l'expérimentation sur l'homme en santé, les effets purs, positifs des médicaments. Ce serait ici un point capital de la Doctrine, et le Médecin homœopathe devrait apporter dans la rédaction des procès-verbaux de ses expériences, l'attention la plus scrupuleuse. Il devrait noter avec soin ce qui est dû à l'action du remède expérimenté, et écarter tout ce qui lui est étranger, afin de composer ainsi un tableau qui fût de la plus exacte vérité. Un

grand nombre de substances essayées de cette manière four-
nirait une série de tableaux pathogénétiques, et ceux-ci
constitueraient la matière médicale pure, l'arsenal où l'on
irait chercher des moyens assurés de guérison pour toutes les
maladies. Il ne s'agirait plus, en effet, que de faire un bon
choix du *simile*, c'est-à-dire trouver le remède dont le tableau des symptômes ressemble le plus à celui de la maladie. Nous allons voir comment les Homœopathes mettent en
pratique leurs propres préceptes.

L'expérimentateur homœopathiste commence par choisir
son sujet. Il le lui faut doué d'une *sensibilité convenable* et
d'une intelligence suffisante. Il l'étudie pendant un mois (1) :
il lui administre 000,000,000,000,000,000,001 (10e dilution)
— je prends un terme moyen — de poudre de lycopode.
Cinq ou dix centigrammes (1 ou 2 grains) constitueraient
une dose énorme, une dose *massive*, comme le disent ces
Messieurs. C'est bien à tort, vous le voyez, qu'on avait jusqu'à nos jours considéré le lycopode comme une substance
à peu près inerte, et qu'on s'en servait pour envelopper
toutes sortes de pilules, sans se douter le moins du monde
qu'il pût altérer les propriétés des médicaments dont elles
étaient composées. Encore une vieille erreur détruite par
l'Homœopathie!

L'expérimentateur homœopathiste fait donc prendre un
sextillionième de grain de poudre de lycopode. Il s'assied en
face du patient; il monte son imagination au diapason homœopathique, ce qui est de rigueur ; il essuie alors le verre
de ses lunettes; il prépare sa plume pour noter scrupuleu-
sement l'objectif et le subjectif ; il se frotte les mains et il
attend *opératives effects*.

(1) Avant d'expérimenter sur soi-même il faut, pendant un mois environ,
observer chaque jour l'état de sa santé et noter avec soin les anomalies qu'elle
présente. (Piper, selon Griesselich, Man. p. 125.)

Voici ce que ses lunettes lui font apercevoir :

Je copie textuellement M. Beauvais de Saint-Gratien (1) :

1ᵉʳ Symptôme. —Il (le patient) est pris de vertiges dans une chambre chaude (23 jours après l'ingestion du remède).

2. — Le matin, en se levant du lit et après : vertiges qui le font chanceler à droite et à gauche (30 jours après).

8. — Il peut causer régulièrement sur des sujets élevés et même abstraits, mais il s'embrouille quand il s'agit de choses ordinaires : il prononce, par exemple, le mot *prune* quand il faut dire *poire*.

10. — La tête est fortement entreprise.

47. — Les cheveux tombent à un point étonnant.

52. — Beaucoup de cheveux deviennent gris.

54. — Chaleur brûlante au visage (26 jours après).

59. — Eruption à la face (12 jours après).

64. — Elle a quelquefois le teint jaune.

66. — Visage plus étroit et plus pâle (3 jours après).

72. — Yeux cernés de bleu (12 jours après).

78. — Prurit autour de l'œil.

83. — Au grand vent les larmes coulent des yeux.

93. — Secousse spasmodique dans la paupière inférieure gauche, du côté de l'angle interne (34 j. après).

114. — Prurit dans l'oreille.

134. — Prurit dans le nez (5 jours après).

136. — Deux épistaxis dans un seul jour (26 jours après).

143. — Bouton pruriteux à la lèvre supérieure (14 jours après).

156. — Les gencives saignent beaucoup quand on se nettoie les dents (20 jours après).

177. — Grande mobilité des dents.

(1) Beauvais, — Effets toxiques et pathogénétiques de plusieurs Médicaments; Paris, 1845, in-8°, art. LICOPODIUM CLAVATUM.

Symptôme 178. — Les dents jaunissent.

202. — Goût de fromage dans la bouche (13 jours après).

211. — Hoquet après chaque repas (19 jours après).

227. — Défaut d'appétit (3 jours après).

230. — Point de soif.

241. — Quand il mange jusqu'à satiété, il se sent mal à son aise et gonflé.

285. — Grand bruit dans le ventre.

287. — Coliques avant d'aller à la selle (17 jours après).

299. — Douleurs à l'endroit d'une hernie (13 jours après).

304. — Prurit autour de l'anus (12 jours après).

325. — A dater du cinquième jour, une ou deux selles en bouillie par jour, pendant plusieurs semaines.

337. — Il sort trop peu d'urine (24 jours après).

350. — La verge est petite, froide et sans érections.

355. — Il s'endort pendant l'acte vénérien, sans éjaculer (12 jours après).

361. — Apparition des règles deux jours trop tôt ou trop tard (41 jours après).

381. — Enrouement (48 jours après).

384. — Éternument chaque matin, pendant une demi-heure.

388. — Coryza sec (10 jours après).

394. — Coryza humide très-fort (3 jours après).

436. — Prurit sur la poitrine (7 jours après).

443. — Raideur dans le sacrum (16 jours après).

462. — Un gros furoncle dans l'aisselle (4 jours après).

478. — Élancement sur le dos de la main (21 j. après).

502. — Tiraillement dans le jarret gauche (22 j. après).

516. — Il a très souvent froid aux pieds.

521. — Pieds couverts de sueur.

541. — Élancement dans les cors (17 jours après).

542. — Il survient des cors (14 jours après).

559. — Élancements par ci par là dans le corps (10 j. apr.)

Symptôme 571. — Malaise par tout le corps (5 jours après).

591. — Bâillements multipliés (7 jours après).

604. — Sommeil avec des songes confus (9 jours après).

634. — La nuit, faim en s'éveillant.

635. — Soif, la nuit ; elle est obligée de boire souvent, et elle boit peu à la fois (16 jours après).

643. — Frissonnements (14 jours après).

674. — Il fuit ses propres enfants.

680. — Ennui (2 jours après).

697. — Mécontentement (3 jours après).

734. — Pression derrière la conque de l'oreille droite.

817. — Gargouillement un peu à gauche du sacrum, en deçà.

833. — Tiraillements dans le bras gauche.

848. — Déchirement au bout du pouce droit.

877. — Déchirements sous le talon gauche.

897. — Orgeolet suppurant à la paupière.

915. — Fièvre chaque soir ; frissons, puis chaleur.

Neuf cent quinze symptômes pour le Lycopode ! Et quels symptômes ! (voyez les numéros 47, 78, 114, 134, 227, 285, 304, 478, etc., etc.).... O docteur Diafoirus ! docteur Diafoirus ! vous seriez un flambeau et un homme sérieux à côté des Homœopathes !!!

Vous le voyez, cette plaisanterie qu'ils appellent l'expérience *pure*, pourrait se prolonger indéfiniment ; elle n'a d'autres limites que le caprice de l'observateur ou la patience du sujet soumis à l'observation. Comme il n'y a aucun médicament dont on connaisse encore aujourd'hui la durée d'action, chacun reste libre d'arrêter ou de prolonger le cours de l'expérience selon son bon plaisir, et l'on peut ainsi porter ou non sur le compte du remède expérimenté tous les phénomènes qui se produisent chez le patient pendant un temps illimité. D'après cette manière, très peu rigoureuse, de faire des expériences, on se croit autorisé à attribuer au lycopode un enrouement survenu le quarante-huitième jour après son administration (sympt. 381); un sommeil avec des songes confus, neuf jours après cette administration (sympt. 604); un tiraillement dans le jarret gauche, vingt-deux jours après (symp. 502), etc., etc., et autres symptômes de même valeur.

Vous croiriez peut-être, après le tissu d'absurdités que vous venez de lire sur le lycopode, que M. Beauvais est un enfant perdu de l'Homœopathie, et que je m'attaque à lui de préférence pour avoir plus facilement raison de sa Doctrine? Détrompez-vous, mon cher ami, nous allons suivre Hahnemann lui-même dans cette triste voie et examiner sa *Matière médicale,* « ce chef-d'œuvre d'observation, de « naïveté, de patience, — ce prodigieux travail ! — ce travail « cyclopéen ! — herculéen ! » suivant l'expression de M. Tessier (1), sans contredit le plus fort logicien de l'École, ce qui ne veut pas dire qu'il ait l'esprit juste, ni même toujours le sens commun, comme nous le verrons en réfutant la préface de son Traité.

Le Grand Frédéric s'écriait un jour, en chassant devant lui une horde de Cosaques : « Après m'être battu contre les Français voilà pourtant quels ennemis je suis obligé de combattre ! » Nous pouvons dire à notre tour : Après avoir lu tant de bons ouvrages en Médecine, nous voici réduits à parcourir la *Matière médicale* de Hahnemann ! Frédéric était certainement bien moins à plaindre que nous ; car enfin les Cosaques étaient encore des ennemis, et il y avait quelque mérite à braver leurs coups, tandis que les livres des Homœopathes ne sont que des rêveries.

(1) *Recherches cliniques sur le traitement de la Pneumonie et du Choléra, suivant la méthode de Hahnemann,* in-8°. Paris, 1850. Préface, p. 23.

Résignons-nous et abordons ce chaos :

Hahnemann administre son remède, mais il néglige de nous dire à quelle dose, quoiqu'il ait d'abord donné le précepte d'employer les doses ordinaires, et qu'ensuite il ait conseillé de ne donner que la trentième dilution. Cet oubli est grave, car les effets doivent nécessairement varier suivant la quantité de la substance ingérée. Mais passons cette bagatelle. Il essayait les remèdes sur les deux sexes, sur tous les âges, sur tous les tempéraments, et dans toutes les saisons de l'année. Il n'était même pas mal, selon lui, que la personne expérimentée se livrât dans sa chambre à certaines évolutions, à quelques exercices d'acrobate.

« Lorsqu'elle éprouve telle ou telle incommodité de la part « du médicament, dit-il au § CXXVII, il est utile, nécessaire « même, pour la détermination exacte du symptôme, qu'elle « prenne successivement diverses positions, et observe les « changements qui s'ensuivent. Ainsi elle examinera si par « les mouvements imprimés à la partie souffrante, par la marche « che dans la chambre ou en plein air, par la situation droite, « assise ou couchée, le symptôme augmente, diminue ou se « dissipe, et s'il revient ou non quand on a repris la première « position ; s'il change quand on boit ou mange, quand on « parle, tousse ou éternue, quand on accomplit une autre « fonction quelconque du corps. Elle doit chercher également « ment à quelle heure du jour ou de la nuit il se montre de « préférence. Toutes ces particularités apprennent ce qu'il « y a de propre et de caractéristique dans chaque symp- « tôme. »

Enfin, Hahnemann puisait dans tous les Recueils d'observations ce qu'il trouvait à sa convenance de relatif au médicament dont il étudiait les effets, et il écrivait ensuite ces relevés à côté des symptômes qu'il avait lui-même observés.

Il formait de tout cela un ensemble fort confus qui représentait à ses yeux le tableau des symptômes pathogénétiques des médicaments, et qui fait encore l'admiration de tous ses disciples et en particulier celle de M. Tessier, Médecin de l'hôpital Sainte-Marguerite.

A ma prochaine lettre l'examen de ce singulier travail.

Montpezat, 22 Décembre 1854.

· MANEC, D^r m. p.

ONZIÈME LETTRE.

A M. X...., élève en Médecine, à Paris.

Mon cher Ami,

Hahnemann nous a laissé, dans sa *Matière médicale pure* et dans son *Traité des maladies chroniques*, le tableau des symptômes pathogénétiques d'environ une centaine de substances étudiées selon les préceptes que je vous ai fait connaître dans mes deux dernières lettres. Ce travail serait prodigieux, comme le dit fort bien M. Tessier, s'il n'était pas tout bonnement impossible. Étudier un remède pendant les trois ou quatre mois que peut durer l'action d'une première dose ; répéter l'expérience dans les circonstances diverses d'âge, de sexe, de tempérament, etc., c'est-à-dire multiplier les trois ou quatre mois nécessaires pour chaque expérience, par les vingt-cinq ou trente conditions différentes dans lesquelles il serait convenable de répéter celle-ci pour acquérir une connaissance parfaite de l'action du remède expérimenté ; on arriverait ainsi à un total de huit à dix années qu'il faudrait consacrer à l'étude de chaque médicament. Quatre ou cinq de ceux-ci, étudiés de cette manière complète, absorberaient la période de la vie de l'homme, pendant laquelle il est propre à l'observation. — Hahnemann n'a donc pu en expérimenter un nombre aussi considérable qu'il le prétend, et son grand ouvrage n'est plus dès lors qu'un mensonge et une simple compilation.

Pour tâcher de mettre un peu d'ordre dans ce chaos des symptômes, il inscrivait ceux qu'il avait observés en suivant l'anatomie des régions ; il commençait par la tête et il finissait par les pieds. Il passait en revue les cinq sens, chaque organe en particulier, et chaque appareil des fonctions. Il notait ainsi, avec la patience d'un maniaque tranquille, tout ce qui survenait dans l'organisme, tant ce qu'il apercevait lui-même que ce qui lui était accusé par le patient, sans songer à se demander si tout cela pouvait être rapporté à l'action du médicament. A l'aide de ce procédé exempt de tout rigorisme, il arrivait au chiffre énorme de douze à quinze cents symptômes qu'il donnait comme les *effets purs, positifs* d'une seule substance !

Chose singulière ! tout nos organes, et je prends ce mot dans son acception physiologique la plus étendue, étaient toujours à peu près de même influencés par chaque médicament donné à des doses infinitésimales ! Vous auriez beau vouloir aujourd'hui répéter ces expériences que vous n'obtiendriez certainement rien ; mais Hahnemann, qui était passé maître dans l'art de l'observation, voyait différemment que tout le monde. Outre cette faculté d'impressionner tout l'organisme, la même substance produisait souvent les symptômes les plus opposés ; et l'on nous ne dit pas quels sont parmi ceux-ci les bons ou les mauvais ; lesquels il faudrait retenir et lesquels oublier. Enfin toutes les substances offraient, à peu de chose près, les mêmes symptômes ; de sorte qu'on est fort embarrassé pour reconnaître les différences bien tranchées dans leurs effets, et pour distinguer ce que les Homœopathes appellent le *caractéristique* dans chacune d'elles.

Remuons un peu ce fumier, comme l'appelle notre savant confrère D...... Je commence par les symptômes communs à presque toutes les substances.

Je ne puis vous citer en entier le tableau pathogénétique de chacun de ces médicaments, cela m'entraînerait trop loin et servirait peu à votre instruction. Je ne parlerai que d'une quarantaine de ces substances dont j'ai eu la patience de relever les symptômes. Vous verrez que c'est bien assez. Elles sont choisies au hasard parmi les plus importantes ; elles n'offrent rien de particulier qui les distingue de celles que je suis forcé de négliger.

Tous ces médicaments, sans exception, administrés à des personnes bien portantes, à doses homœopathiques et dans les circonstances les plus variées, ont donné le *vertige* et un *violent mal de tête.*

Exemple :

1° L'*Acétate de chaux*, symptôme 1 (de son Tableau pathogénétique), quinze jours après l'avoir administré ;
2° L'*Acide muriatique*, sympt. 1 et 2 ;
3° L'*Acide phosphorique*, s. 1 et 15 ;
4° L'*Aconit*, s. 1 et 12 ;
5° L'*Agaricus muscarius*, s. 1 et 3 ;
6° L'*Aimant*, s. 1 ;
7° L'*Aimant (pôle-sud)*, s. 1 et 4 ;
8° L'*Aimant (pôle-nord)*, s. 1 et 10 ;

9° L'*Ambre gris*, symptôme 1 ;

10° L'*Angusture*, s. 1 et 2 ;

11° L'*Argent*, s. 1 ;

12° L'*Arnica*, s. 1 ;

13° L'*Azaret*, s. 1 et 8 ;

14° La *Belladone*, s. 1 ;

15° Le *Charbon de·bois*, s. 4 (quinze jours après son admi-
    nistration) ;

16° La *grande Ciguë*, s. 1 à 5 ;

17° La *Coque du Levant*, s. 1 à 6 ;

18° La *Digitale*, s. 1 à 4 ;

19° La *Douce-Amère*, s. 1 à 10 ;

20° La *Bryone*, s. 1 ;

21° La *Camomille*, s. 1 à 12 ;

22° Le *Drosera*, s. 1 à 5 ;

23° La *Féve de saint Ignace*, s. 6 à 12 ;

24° Le *Lycopode* (1), s. 1, 2 et 10 ;

25° L'*Ellébore blanc*, s. 2, 10 et 12 ;

26° L'*Oxyde de Mercure*, s. 15 à 50 ;

27° La *Noix vomique*, s. 3 à 15 ;

28° L'*Opium*, s. 74 ;

29° L'*Or*, s. 5 à 7 ;

30° Le *Pissenlit*, s. 1 à 15 ;

31° La *Pulsatille*, s. 1 à 40 ;

32° Le *Quinquina*, s. 1, 12 à 40 ;

33° La *Rhubarbe*, s. 1, 4 à 5 ;

34° La *Scille*, s. 1 à 4 ;

35° Le *Semen-Contra*, s. 1 et 2 ;

36° Le *Rhus* (ou Sumac vénéneux), s. 14, 16 et 39 ;

37° La *Salsepareille*, s. 1 et 35 ;

38° Le *Soufre*, s. 1, 10 ;

39° La *Spigélie*, s. 1 et 6 ;

(1) Le Lycopode et l'Agaric sont extraits des expériences de M. Beauvais.

40° Le *Staphysaigre*, symptôme 1 et 6 ;
41° Le *Sureau*, s. 3 et 10 ;
42° Le *Thuya*, s. 2 et 6 (1).

Voilà plus de quarante médicaments après l'administration desquels, au dire des Homœopathes, *la tête est entreprise, et il y a du vertige*. Je puis vous déclarer, sans crainte d'être démenti par personne, qu'il en est ainsi de toute la matière médicale homœopathique. Il faudrait en conclure, si la loi des *semblables* était une vérité, que tous les médicaments sont également propres à guérir le *vertige* et *les têtes entreprises*, puisqu'ils ont tous la faculté de produire ces deux affections morbides. Quelle pitié !

Le coryza (rhume de cerveau), le hoquet et les renvois sont aussi des symptômes très fréquents et très importants dans les expériences de Hahnemann. Ainsi lisons-nous à l'article :

Acétate de chaux, coryza (5me jour, symptôme. 16); fréquent hoquet (s. 202), fréquentes éructations (s. 98);
Acide muriatique, coryza (sympt. 101), rapports continuels (s. 13);
Acide phosphorique, coryza (s. 163), fréquentes éructations (s. 164 2me série);
Aconit, éructations (s. 157), hoquet, s. 167);
Agaricus muscarius, renvois fréquents (s. 115 et 116), hoquets fréquents (s. 117), coryza (s. 618);
Aimant, coryza (s. 171), éructations (s. 107);
Ambre gris, coryza (s. 258), fréquentes éructations (s. 127, 128);
Angusture, éructations fréquentes (s. 37), fréquent hoquet (s. 53, 2me série);

(1) Extrait textuellement, comme tout ce qui suit, de la *Matière médicale pure* et des *Maladies chroniques* de Hahnemann.

Argent, coryza énorme (symptôme 75, 2me série), hoquet en
fumant (s. 50);

Arnica, fort coryza (s. 311), éructations, (s. 178 et 181), hoquet, (s. 177) ;

Azaret, coryza (s. 77), hoquet (s. 99), fréquentes éructations
(s. 102);

Belladone, coryza (s. 800), hoquet, (s. 608), fréquents rapports (s. 576);

Bryone, fréquentes éructations (s. 253), violent hoquet (s.
256), coryza pendant huit jours (s. 389);

Camomille, éructations (s. 135), fréquent hoquet (s. 138), coryza (s. 225);

Charbon de bois, éructations fréquentes (s. 205), hoquet douloureux (s. 232), coryza (s. 402);

Grande Ciguë, éructations (s. 28);

Coque du Levant, violentes éructations (s. 114), hoquet (s. 128);

Digitale, coryza (s. 33), hoquet (s. 123), rapports aigres, nausées (s. 104, 105);

Douce-Amère, fréquentes éructations (s. 109), enchifrènement
(s. 204);

Fève de saint Ignace, éructations (s. 239), hoquet (s. 249, 250),
coryza (s. 442);

Lycopode, beaucoup de rapports (s. 214), hoquet (s. 211, après
dix-neuf jours), coryza, vingt-trois jours après (s. 393);

Ellébore blanc, éructations (s. 91), hoquet (s. 102);

Noix vomique, fréquents rapports (s. 331), hoquet fréquent,
(s. 340), le matin, coryza (s. 338);

Opium, rapports (s. 201), hoquet continuel (s. 204);

Or, coryza (s. 98, 2me série);

Pissenlit, rapports, nausées et hoquets (s. 88);

Pulsatille, éructation bruyante (s. 295), hoquet (s. 370), coryza
(s. 597, 598).

Quinquina, éructation (s. 124), coryza (s. 227);

Rhus, éructations fréquentes (s. 306), coryza (s. 492);

Salsepareille, coryza (symptôme 63, 2ᵐᵉ série);
Scille, éructations (s. 24) , coryza (s. 41);
Semen-Contra , coryza (s. 108), éructations (s. 69);
Soufre , fort coryza au bout de dix-sept jours (s. 485);
Staphysaigre, hoquet (s. 100), fort coryza (s. 170), éructations
    fréquentes (s. 172, 2ᵐᵉ série);
Sureau, hoquet (s. 25).

Il en est de même des bourdonnements d'oreille et du
prurit à l'anus.

Dans le tableau de l'*Acide muriatique* nous trouvons : Prurit
    ardent à l'anus (symptôme 84);
Dans celui de l'*Acide phosphorique* : Bourdonnement dans
    les oreilles (s. 59) ;
De l'*Aconit*, bourdonnement dans les oreilles (s. 97);
De l'*Agaric*, prurit à l'anus (s. 122);
De l'*Angusture*, tintement dans l'oreille droite;
De l'*Aimant*, bourdonnements d'oreilles (s. 58 et 59) ; prurit
    à l'anus (s. 132) ;
De l'*Ambre gris*, bruissement dans l'oreille (s. 75) , prurit à
    l'anus (s. 191) ;
De l'*Arnica*, bourdonnements d'oreille (s. 94);
De l'*Azaret*, bourdonnement dans l'oreille gauche (s. 57);
De la *Belladone*, bourdonnements d'oreilles (s. 244), prurit
    à l'anus (s. 324) ;
De la *Bryone*, bourdonnement dans l'oreille droite (s. 138) ;
De la *Camomille*, bruissement dans les oreilles (s. 73) ;
Du *Charbon de bois*, tintement d'oreille (s. 133), prurit à l'a-
    nus (s. 224) ;
De la *Coque du Levant*, bruit dans l'oreille (s. 60), prurit ar-
    dent à l'anus (s. 214);
Du *Drosera*, bourdonnement dans les oreilles (s. 15);
De la *Fève de saint Ignace*, bourdonnement d'oreilles (s. 116),
    prurit à l'anus (s. 386) ;

Du *Lycopode*, bourdonnement dans les oreilles (symptôme 118), prurit à l'anus 304) ;

De l'*Ellébore blanc*, tintement d'oreille (s. 49) ;

De l'*Oxyde de Mercure*, bourdonnements d'oreilles (s. 166), prurit à l'anus (s. 185) ;

De la *Noix vomique*, bourdonnements d'oreilles (s. 163), prurit à l'anus (s. 535) ;

De l'*Opium*, tintement d'oreille (s. 129) ;

De l'*Or*, bourdonnements d'oreilles (s. 32) ;

De la *Pulsatille*, bourdonnements dans les oreilles (s. 83), prurit à l'anus (s. 472) ;

Du *Quinquina*, bourdonnement dans les oreilles (s. 50), fourmillement à l'anus (s. 198) ;

De la *Rhubarbe*, bourdonnement dans l'oreille droite (s. 33) ;

De la *Scille*, prurit à l'anus (s. 30) ;

Du *Semen-Contra*, prurit voluptueux à l'anus (s. 98) ;

Du *Soufre*, tintement dans les oreilles (s. 110), prurit dans le rectum (s. 328).

Ainsi des rêves et du bâillement. — Exemple :

Acide muriatique, rêves de toutes sortes (sympt. 198 à 202) ;

Acide phosphorique, rêves extravagants, rêves inquiétants (s. 233 et 236), beaucoup de bâillements (s. 220) ;

Aconit, bâillements, pandiculations (s. 425), rêves inquiétants (s. 446) ;

Agaricus muscarius, fréquents bâillements (s. 147) ;

Aimant, rêves vifs, rêves effrayants (s. 319, 320), bâillements (s. 310) ;

Ambre gris, rêves vifs et inquiétants (s. 446) ;

Angusture, bâillements fréquents (s. 85, 180), rêves vifs, désagréables (s. 185) ;

Arnica, fréquents bâillements (s. 539), rêves inquiétants, rêves vifs (s. 564 et 566) ;

Azaret, rêves désagréables et tourmentants (symptôme 229), bâillements continuels (s. 218);

Belladone, fréquents bâillements (s. 1179), sommeil plein de rêves (s. 1129);

Bryone, bâillements fréquents (s. 625), rêves inquiét. (s. 678);

Camomille, bâillements fréquents et très forts (s. 304), rêves très vifs (s. 367);

Charbon végétal, bâillements (s. 656), rêves vifs, rêves effrayants, rêves inquiétants (s. 683, 684-85);

Grande Ciguë, rêves d'objets de honte (s. 77), bâillements fréquents (s. 230) ;

Coque du Levant, violents bâillements (s. 459), rêves très vifs, rêves de mort (s. 470-71);

Digitale, bâillements fréquents (s. 278) ;

Douce-Amère, forts et fréquents bâillements (s. 357), rêves effrayants (s. 365) ;

Drosera, bâillements fréquents (s. 128), rêves vifs, tourmentants (s. 131-32) ;

Fève de saint Ignace, fréquents bâillements (s. 641), rêves pleins de tristesse (s. 665);

Lycopode, bâillements multipliés (s. 591), rêves multipliés (s. 609);

Ellébore blanc, bâillements (s. 283), rêves vifs et inquiétants (s. 280) ;

Oxyde de Mercure, rêves inquiétants, rêves effrayants, rêves vifs (s. 1118, 1119 et 1121);

Noix vomique, il ne fait que bâiller (s. 1044), rêves terribles, rêves de vermine (s. 1073, 1076) ;

Opium, rêves tristes, rêves inquiétants (s. 505);

Or, rêves effrayants, rêves vifs (s. 169-71);

Pissenlit, rêves vifs, inquiétants (s. 243) ;

Pulsatille, rêves inquiétants (s. 1109) ;

Quinquina, bâillements continuels (s. 337), rêves inquiétants, rêves effrayants (s. 348, 350) ;

Rhubarbe, rêves tourmentants, rêves vifs (s. 273-74) ;

Rhus, fréquents bâillements (s. 656), rêves désagréables, rêves terribles (s. 857 et 860) ;

Scille, rêves gais; il rêve que son corps est énormément enflé (s. 171, 176) ; fréquents bâillements (s. 167) ;

Semen-Contra, fréquents bâillements (s. 251), rêves pénibles, rêves absurdes (s. 261 à 265) ;

Soufre, bâillements (s. 654), rêves inquiétants, rêves effrayants (s. 690 à 695);

Staphysaigre, violents bâillements (s. 386), rêves inquiétants, vifs (s. 394 à 397);

Sureau, rêves vifs, rêves voluptueux (s. 80-81) ;

Thuya, rêves inquiétants, rêves lascifs (s. 312 à 315).

Vous le voyez, tout le monde bâille, tout le monde rêve en Homœopathie. Les plus grands rêveurs sont assurément les Homœopathes qui recueillent des sottises semblables et qu'on ne saurait lire sans bâiller.

Après les bâillements et les rêves, le prurit est le symptôme qui joue le principal rôle dans la Doctrine de Hahnemann. On le trouve partout et toujours.

Dans le tableau de l'*Ambre gris* nous trouvons :

Symptôme 57. — Prurit à la paupière ;

   65. — Prurit à la face ;

   69. — Prurit à la barbe ;

   74. — Prurit dans les oreilles ;

  191. — Prurit à l'anus ;

  192. — Prurit du fondement ;

  226. — Boutons pruriteux aux parties ;

  228. — Prurit au *pudendum ;*

  230. — Fort prurit aux p... ;

  233. — Prurit au ..... ;

  263. — Prurit à la gorge et à la glande thyroïde ;

Symptôme 335. — Prurit dans la paume des mains ;
   347. — Prurit au bout des doigts ;
   366. — Prurit aux genoux ;
   383. — Prurit aux chevilles ;
   393. — Prurit aux orteils ;
   399. — Prurit dans l'intérieur de la plante des pieds ;
   405. — Prurit presque partout, même au ventre ! ! !

Assez ! assez ! allez-vous vous écrier... — Oui, assez pour aujourd'hui ; mais je suis obligé de revenir sur cette triste besogne, dans ma prochaine lettre, afin de bien vous montrer cette pitoyable Doctrine dans toute sa nudité.

Montpezat, 29 Décembre 1854.

MANEC, D^r m. p.

DOUZIÈME LETTRE.

A M. X...., élève en Médecine, à Paris.

Mon cher Ami,

J'ai promis de vous édifier complètement sur la *Matière médicale* du grand Hahnemann, vous serez satisfait; je vais poursuivre dans ce but l'examen des médicaments dont nous avons commencé l'étude dans ma dernière lettre. Je voudrais être bref, car j'ai hâte d'en finir avec toutes ces pauvretés, mais la Pathogénésie du Colchique est trop intéressante pour que je n'entre pas, à son sujet, dans quelques détails.

*Expérimentation pure du Colchique sur l'homme bien portant,
par M. de Gersdorf.*

Symptôme 6. — Déchirements dans le côté gauche de la tête
jusqu'au vertex.

9. — Déchirements à une petite place de l'occiput à gauche.

Symptôme 10. — Déchirements fourmillants, ténébrants à une petite place de la tête, en haut, à droite et plus tard à gauche.

11. — Déchirements dans la tempe droite.

13. — Tiraillements dans la tête, en haut, à gauche, descendant jusque dans le nez.

16. — Tiraillements dans la paupière supérieure droite.

18. — Déchirements courts, violents, aigus dans l'œil droit et autour.

21. — Déchirements derrière l'oreille droite, dans la région de l'articulation de la mâchoire, douloureux même pendant quelque temps au toucher.

23. — Élancements constrictifs dans l'oreille gauche.

24. — Fourmillements dans le nez.

27. — Déchirements aigus, tranchants dans le rouge de la lèvre supérieure, du côté gauche.

29. — Déchirements à droite, à côté de la nuque, extér.

34. — Déchirements dans les racines des dents de la mâchoire inférieure du côté gauche.

36. — Déchirements tout en haut dans les gencives; en haut, à droite, dans la bouche, au dessus d'une dent ébréchée.

37. — Déchirements dans les gencives des incisives de la mâchoire inférieure du côté gauche.

38. — Déchirements à gauche, en arrière, à la langue.

39. — Fourmillements mordicants en arrière, dans le palais.

41. — Déchirements dans le palais tout-à-fait en arrière, plutôt du côté gauche.

44. — Fourmillements continuels dans la gorge.

51. — Déchirements dans la région du cœur.

54. — Déchirements tranchants dans le côté gauche de l'épigastre.

63. — Déchirement picotant dans l'anus.

Symptôme 64. — Fourmillements et violents tressaillements dans l'anus.

66. — Déchirements profondément dans la fesse, vers l'anus.

74. — Tiraillement pressif dans l'urêtre.

76. — Déchirements dans le gland.

78. — Fourmillements dans le nez avec éternument.

80. — Fourmillements dans la trachée-artère.

84. — Élancements brûlants, comme extérieurement, sur le côté droit de la poitrine.

85. — Élancements sourds dans le côté droit de la poitrine.

86, 87, 88, 89, 90, 91, 92 et 93. — Élancements dans toutes les régions du thorax.

94. — Déchirements lancinants, sourds, tout au fond, dans l'intérieur du côté droit de la poitrine.

95. — Déchirements dans le dos, à gauche de la colonne vertébrale.

96. — Élancements brûlants dans le sacrum.

102. — Élancements continuels, sourds, à l'extrémité supérieure gauche de l'omoplate droite.

106. — Déchirements au côté interne du coude droit et à gauche, remontant vers le bras.

107. — Déchirements dans l'avant-bras, non loin de l'articulation de la main.

108. — Déchirements dans l'articulation de la main droite.

109. — Déchirements dans le dos de la main droite.

110. — Déchirements dans la main droite, dans et sous la dernière phalange du petit doigt, quelquefois très violents.

112. — Déchirements dans les phalanges moyennes du médius et de l'annulaire de la main droite.

113. — Déchirements lancinants, surtout dans la partie inférieure de la main droite.

Symptôme 114. — Déchirements dans les articulations des doigts de la main droite.

117. — Déchirements sous le pouce de l'index gauche.

118. — Déchirements dans les phalanges supérieures du petit doigt et de l'annulaire de la main gauche.

120. — Déchirements dans la région des hanches.

122. — Déchirements par accès dans la partie supérieure de la cuisse droite.

123. — Déchirements dans la cuisse droite vers la hanche.

124. — Déchirements dans la cuisse gauche, en haut.

125. — Déchirements au côté interne de la cuisse droite, tout en haut.

126. — Déchirements au milieu de la cuisse gauche, le soir au lit.

131. — Déchirements tensifs sur la face interne du tibia à gauche, en bas.

132. — Déchirements fugaces depuis la hanche gauche jusqu'à la jambe.

133. — Déchirements dans le côté gauche du mollet gauche.

134. — Déchirements dans la partie inférieure du mollet droit.

135. — Déchirements tiraillants dans le cou-de-pied droit.

136. — Déchirements dans le cou-de-pied gauche.

138. — Déchirements sur une petite place du pied droit, à trois doigts au-dessous de la cheville, près de la plante.

139. — Déchirements dans le pli interne du pied droit, entre la partie charnue gauche du gros orteil et le talon.

140. — Déchirements dans l'articulation du pied gauche.

141. — Déchirements dans la plante du pied gauche, non loin des orteils.

142. — Déchirements dans le talon droit, près de la plante du pied.

Symptôme 145. — Déchirements lancinants à la partie charnue du gros orteil droit, près du côté interne (1).

Sur cent quarante-huit symptômes que le *Colchique* a fournis à M. de Gersdorf, soixante-neuf appartiennent aux déchirements et aux tiraillements ; tout le reste est à l'avenant.
Ici, du reste, pas plus que pour les autres médicaments, l'on
ne nous dit pas si c'est le même martyr qui aurait enduré
tous ces maux, ou bien si cette collection est le résumé de
plusieurs expériences faites sur des individus d'âge, de sexe,
de tempéraments différents ; pas plus que l'on ne nous fait
connaître la dose à laquelle on a fait prendre le remède. Ce
sont tout autant de circonstances très importantes qu'on
nous laisse à deviner ; ce qui nous met dans une impossibilité absolue de pouvoir contrôler ces expériences.

Après avoir vu des symptômes pathogénétiques tout-à-
fait insignifiants et à peu près communs à toutes les substances soumises à l'expérimentation, nous arrivons aux
symptômes opposés produits par le même médicament. —
Nous trouvons ces symptômes enregistrés sans aucun commentaire, avec une naïveté qui fait l'admiration de M. Tessier, mais qui ne doit pas moins laisser les Homœopathes dans un grand embarras ; car enfin, s'il est réellement
positif qu'un remède fasse rire et pleurer avec la même facilité, lequel de ces deux états est-il le plus apte à guérir ?...
Sera-t-il tour-à-tour le *simile* de la joie et de la douleur ?...
Hahnemann n'en dit rien. Ses disciples, qui ne se laissent
pas arrêter par ces bagatelles, ont l'habitude de prescrire
le remède contre les deux états morbides que nous venons
de supposer. Le résultat les éclaire sur sa vertu curative, et
à coup sûr les malades ne s'en trouvent pas plus mal.

L'Acétate de chaux, qui nous a déjà offert tant de choses

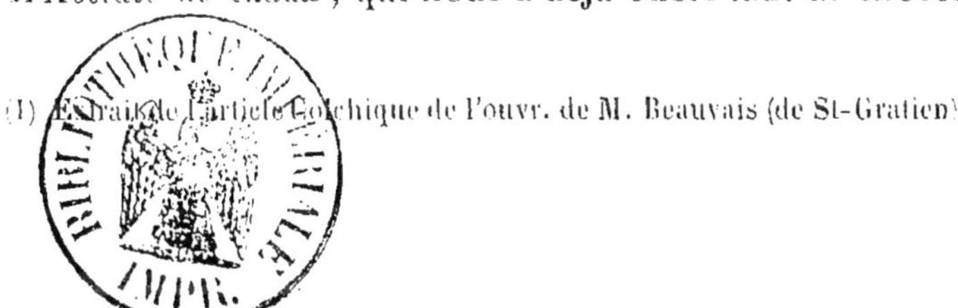

(1) Extrait de l'article Colchique de l'ouvr. de M. Beauvais (de St-Gratien)

curieuses, présente encore (sympt 231) : il est maussade, morose ; — (s. 235), il est gai ;

L'*Acide muriatique* (s. 213), inquiétude anxieuse ; — (s. 214), disposition à la tristesse ; — (s. 218), esprit calme, tranquille et sans souci ;

L'*Acide phosphorique* (s. 363), mauvaise humeur continuelle ; — (s. 368), l'esprit est souvent d'une gaîté extraordinaire ;

L'*Aconit* (s. 504, 505), mauvaise humeur, morosité ; — (s. 506, 507), gaîté, envie de chanter et de danser ;

L'*Agaricus muscarius* (fausse oronge) s. 510, humeur gaie ; — (s. 518), humeur très chagrine et irritable ;

L'*Aimant* (pôle-nord) (s. 437), abattement, désespoir, il est inconsolable ; — (s. 457), esprit libre et tranquille ;

L'*Ambre gris* (s. 470), esprit fort agité et irritable ; — (s. 489), indifférence pour la joie et la peine ;

L'*Angusture* (s. 199), mécontentement de soi-même ; — (s. 202), sérénité, confiance en soi-même ;

L'*Arnica* (s. 544), beaucoup de sommeil ; — (s. 559), insomnie jusqu'à deux et trois heures du matin ;

L'*Azaret* (s. 253), tristesse, envie de pleurer, inquiétude ; — (s. 254), grande gaîté ;

La *Belladone* (s. 171), pâleur du visage ; — (s. 180), rougeur extraordinaire du visage ; — (s. 462), forte salivation ; — (s. 478), sécheresse de la bouche ; — (s. 568), il ne désire pas boire ; — (s. 571), soif étonnante ; — (s. 773), suppression d'urine ; — (s. 750), flux copieux d'urine ;

La *Bryone* (s. 236), défaut d'appétit ; — (s. 242), grande faim pendant quinze jours ;

La *Coque du Levant* (s. 534 à 540), anxiété, propension au désespoir ; — (s. 555), joie, hilarité, il devient facétieux et plaisant ;

Le *Charbon de bois* (s. 713), mauvaise humeur, — (s. 720), gaîté excessive ;

La *Grande Ciguë* (s. 283), esprit libre et serein ; — (s. 286), aliénation mentale ;

La *Douce-Amère* (s. 383-84), chaleur sèche, peau sèche ; — (s. 390-93), sueur générale, sueur par tout le corps ;

Le *Drosera* (s. 145-46), il est triste, abattu ; inquiétude ; — (s. 155), gaîté et fermeté ; il ne craint rien, parce qu'il a la conscience d'avoir agi comme il devait le faire !

La *Fève de saint Ignace* (s. 759), hébétude de l'esprit ; — (s. 788), esprit fin et délié ; — (s. 424), lasciveté avec impuissance ; — (s. 429), défaut absolu d'appétit vénérien ;

L'*Ellébore blanc* (s. 392), propension à s'effrayer et timidité ; — (s. 398), hilarité, sagacité ;

L'*Oxyde noir de Mercure* (s. 393), faim canine continuelle ; — s. 405, défaut total d'appétit ; — (s. 1067), il dort trop et trop profondément ; — (s. 1091), il ne peut dormir que le matin ; — (s. 1116), rêves agréables ; — (s. 1127), rêves effrayants ;

La *Noix vomique* (s. 1257), elle soupire et gémit d'une manière pitoyable sans en avoir sujet ; — (s. 1300), tact exquis du juste et de l'injuste ;

L'*Opium* (s. 83), visage très pâle ; — (s. 94), visage d'un rouge foncé ; — (s. 504), rêves gais ; — (s. 505), rêves inquiétants ou terribles ;

L'*Or* (s. 181), toute la journée bonne humeur ; (s. 191), morosité continuelle ;

Le *Pissenlit* (s. 261), mécontentement ; — (s. 262), il est très porté à rire ;

Le *Quinquina* (s. 111), faim canine ; — (s. 116), nulle envie de manger ; — (s. 336), envie de dormir ; — (s. 344), il ne peut pas s'endormir ;

La *Rhubarbe* (s. 49), grand appétit ; — (s. 52), défaut d'app. ;

Le *Rhus* (s. 279), défaut absolu d'appétit ; — (s. 301), une sorte de faim canine ; — (s. 820), grande envie de dormir ; — (s. 846), quatre nuits de suite insomnie ;

La *Scille* (s. 46), il est insatiable et trouve tout bon ; (s. 47), défaut total d'appétit ;

Le *Soufre* (s. 737), il lambine, il est irrésolu ; — (s. 755), propension à quereller, à trouver tout mauvais ;

Le *Staphysaigre* (s. 424), il a l'esprit peu disposé à agir, nulle envie de parler ; — (s. 438), bonne humeur, gaîté, disposition à parler.

Nous sortons du contradictoire pour tomber dans le merveilleux. L'*Aconit*, déjà si fécond en précieux sympômes, possède encore une singulière propriété. Après en avoir pris une dose (on ne dit pas de quelle dilution, ni dans combien de jours s'est produit le symptôme), « le patient médite ; il est « plongé dans de profondes pensées. *Présage* : Il dit que sa « maîtresse (éloignée de vingt lieues), doit avoir également « chanté le passage difficile qu'il vient de chanter lui-même. « — Quoique très malade, elle avait chanté cinq heures « avant la prédiction !!! »

C'est fort extraordinaire, assurément, et bien digne des trois points d'exclamation dont l'a gratifié Hahnemann ; mais qu'est-ce que cela prouve ? Et surtout à quoi cela peut-il être utile ? Si l'*Aconit* guérit les profonds penseurs et les gens qui ont la manie des prédictions, je ne sache pas qu'ils aient l'habitude de venir réclamer nos soins pour se débarrasser de telles infirmités. Il n'y a que les Homœopathes pour trouver des malades de cette espèce-là.

Enfin, après ces merveilles et ces absurdités, nous arrivons à l'obscène. Je vous l'ai déjà dit, dans les expériences sur les médicaments faites par Hahnemann et par ses disciples, tous nos organes, sans exception, sont en tout temps influencés par l'action des remèdes, les organes génitaux comme les autres. Vous me permettrez ici, pour vous rapporter cette pathogénésie de mauvais lieu, d'emprunter la langue qui dans les mots brave l'honnêteté.

La fausse oronge produit : **Symptôme 18,** *post meridiatio-nem, desiderium ferox evacuandi semen ;* — sympt. **322,** *pruritus in pilis genitalium partium;* — sympt. **323,** *pruritus titillans genitales partes mulieris ;*—sympt. **329,** *desiderium ferox coeundi cum peni flaccido ;* — sympt. **330,** *desiderium magnum coeundi sine voluptate in copulatione ;* — sympt. **332,** *tardiva emissio seminis in copulatione* (1).

Le Lycopodium clavatum (pied-de-loup) produit : **Symp-tôme 355,** *sumno cedat sine emissio seminis per veneris factum* (12 jours après); — sympt. **357,** *lassitudo post veneris factum;*

L'Oxyde de Mercure : **Sympt. 690,** *per factum veneris ma-xima facilitas concipiendi et gravida fieri;*

L'Aconit : **Sympt. 156** et **157,** *erectiones, desiderium vene-reum, pollutiones;* — sympt. **161,** *penis sensu carens manet cùm ad maximos stimulos ducitur;*

L'Aimant (pôle-sud) : **Sympt. 169,** *impotentia; factum vene-ris ut mos est agit, sed in ultimo momento voluptas subitò desi-net, emissio seminis non est, et erectio finem facit.* (Hahnemann.)

En voilà assez, j'espère, sur cette triste litanie de pré-tendus symptômes pathogénétiques. Les tableaux fournis par tous ces médicaments présentent entre eux la plus grande analogie. Ainsi, outre le vertige, le coryza, les bour-donnements d'oreilles, les bâillements, le prurit, etc., etc., que nous avons vu figurer partout, on trouve dans tous ces tableaux : tiraillements par-ci, élancements par-là ; douleurs à droite, douleurs à gauche ; nausées, vomissements ; gar-gouillements dans le ventre ; diarrhée, sueurs, etc., etc., et autres symptômes de cette importance. Remarquez bien que tous ces phénomènes si naturels et si ordinaires doi-vent se produire chez tout le monde dans l'espace de quel-ques jours, et que personne n'a jamais songé à les considé-

____

(1) Apelh, *Arch.,* t. x, cah. 11, pag. 167, — 1831.

rer comme les effets d'un remède ingéré deux ou trois mois auparavant. En vérité, il faut être bien Homœopathe, c'est-à-dire organisé autrement que le commun des hommes pour trouver dans des faits de cette nature les signes caractéristiques des médicaments, et pour vouloir tirer de leur contemplation des indications utiles pour le traitement des maladies !

Telle est l'origine de cette matière médicale, que l'on appelle *pure* par opposition à celle des Allopathes, entachée comme on sait de toutes sortes d'impuretés. — Quelle audace !

Montpezat, 12 Janvier 1854.

MANEC, Dr m. p.

TREIZIÈME LETTRE.

A M. X...., élève en Médecine, à Paris.

MON CHER AMI,

En nous rappelant les préceptes qui dirigent les Homœopathes dans leurs expériences physiologiques, nous
avons été médiocrement surpris des résultats pitoyables
qu'ils en ont obtenu. C'est bien le cas de dire avec le Père
de la véritable Médecine : *Experimentum fallax!* — Je ne
dois pas perdre mon temps à réfuter toutes ces bagatelles,
ni à abuser de votre patience en vous retenant plus longtemps sur une pareille matière. Il est des choses qui, par
leur nature, se trouvent au-dessous de toute discussion, et
qu'il suffit de mettre un peu en lumière pour en faire sentir
la fausseté ; de telle sorte que la critique s'en trouve faite

avec l'exposition. Telles sont ces collections informes et indigestes de prétendus symptômes pathogénétiques que nous
venons de parcourir.

Examinés au point de vue homœopathique même, nous
trouverons tous ces tableaux d'une imperfection déplorable et bien propres à nous laisser dans la plus grande incertitude sur la durée de l'action des remèdes et sur le nombre
de leurs symptômes. Le *Lycoperdon bovista* (vesse de loup)
produit 639 symptômes, ni plus ni moins. La durée de son
action n'est que de cinquante jours, d'après M. Jahr (1);
elle est de dix semaines selon M. Beauvais, qui a vu à cette
époque « les doigts devenir exulcérés les uns après les au-
« tres, comme un panaris; dès que l'un guérissait, l'autre
« était attaqué (2). » Si j'entends bien la valeur des termes,
voilà un symptôme *caractéristique*, puisqu'il n'est produit
par aucun autre médicament. Eh bien! comme il ne survient
que dix semaines après l'administration du remède, il doit
manquer dans les tableaux des expérimentateurs qui ont
arrêté leur observation avant le soixante-dixième jour. Ces
tableaux qui n'ont pas le *caractéristique* ne doivent-ils pas
être frappés d'une nullité radicale? C'est cependant de ces
tableaux que M. Jahr fait usage dans son *Manuel de Thérapeutique*, et c'est ce Manuel qui sert de guide à tous les Homœopathes. Heureusement que tout cela ne peut avoir la
moindre influence sur l'état des malades; où en seraient-
ils autrement?

La différence dans la durée d'action du *Lycoperdon bovista*
obtenue par M. Jahr et M. Beauvais, que je viens de signaler, se retrouve plus ou moins considérable dans les divers essais des autres médicaments.

(1) Jahr, loc. cit., tom. i, pag. 136.
(2) Loc. cit., art. Lycoperdon, sympt. 342.

Le nombre de leurs symptômes n'est pas du reste en rapport avec la durée de leur action. Cette durée est de quarante jours pour la salsepareille et la fausse-oronge (*agaricus muscarius*), et cependant la première ne produit que 486 symptômes, tandis que la seconde en fournit 674. Mais voici bien autre chose : comme il n'y a rien de plus mobile que la base sur laquelle reposent ces expériences, rien de plus variable aussi que leurs résultats, non seulement entre les mains d'observateurs différents, mais encore chez le même expérimentateur. Le *graphyte*, par exemple, qui n'avait offert que 590 symptômes à Hahnemann lors de sa 1re édition, lui en a donné 1145 à la 2me ! Il en est de même de tout autre remède, sans que ces variations aient rien qui puisse nous étonner.

Encore une fois le nombre des symptômes ne saurait jamais être le même; il doit varier à l'infini, suivant l'âge, le sexe, la constitution et la disposition actuelle du sujet, suivant la dose du remède, la répétition plus ou moins rapprochée de cette dose, et enfin suivant la saison de l'année, et surtout suivant le tact de l'observateur. Celui-ci demeure toujours libre de limiter la durée de l'expérience selon son bon plaisir, les Homœopathes n'ayant pas fait connaître encore à quels signes on reconnaît qu'une substance cesse d'agir sur nous. Et puis à qui fera-t-on croire que le Médecin reste constamment en face du patient pendant les vingt, quarante et quatre-vingts jours que peut durer l'expérience? Et s'il n'y reste pas, que de phénomènes objectifs perdus pour l'observation ! Qui nous assurera que ces symptômes ne seront pas les plus saillants, les *caractéristiques* du médicament expérimenté ? Les Homœopathes pèchent donc ici par l'exactitude aussi bien que par la bonne foi; ils n'ont pas, ils ne peuvent pas avoir de tableau complet des symptômes d'un seul médicament. Ils se vantent néanmoins de pratiquer la Doctrine du *simile!*

Dans chaque relevé des symptômes pathogénétiques d'un médicament, il y manque donc nécessairement :

1° Les phénomènes subjectifs que le patient ne perçoit pas pendant son sommeil ;

2° Les phénomènes subjectifs et objectifs qui doivent passer inaperçus pendant l'exercice de certaines fonctions auxquelles le sujet est obligé de vaquer sous peine de périr ;

3° Tous les phénomènes objectifs qui surviennent pendant l'absence forcée de l'expérimentateur.

Ces trois catégories devraient fournir à peu près les trois quarts des symptômes engendrés par le remède. Malgré cette immense lacune dans les tableaux, il en reste un si grand nombre, que M. Griesselich a pu dire avec raison :

« Le lecteur, en jetant un regard sur un pareil relevé des « symptômes, ne peut se défendre d'un grand embarras. Il « ne sait comment s'orienter dans ce dédale de matériaux ; « s'il établit des comparaisons entre les symptômes, il est « frappé par le grand nombre de symptômes presque identi- « ques ; beaucoup d'autres lui paraissent vides de sens, sans « corrélation, sans signification..... Beaucoup de choses « paraissent ridicules, mesquines et spécieuses à ceux qui « sont étrangers à l'Homœopathie (1) »

Je ne puis me considérer comme tout-à-fait étranger à cette science, car il m'a fallu l'étudier pour avoir l'honneur de vous en entretenir comme je le fais ; eh bien ! je vous déclare que tout ce que j'y vois me semble parfaitement ridicule et parfaitement absurde, et que plus je pénètre

(1) Griesselich.

dans ce chaos, plus je me fortifie dans le sentiment que je viens d'exprimer.

M. Griesselich ajoute plus loin :

« Nous ne manquons pas d'essais purs ni d'ouvrages sur
« ce point; mais il faut une mémoire prodigieuse pour s'en
« pénétrer au point de les avoir présents à l'esprit au lit
« des malades. » — (*Manuel*, pag. 175).

Si prodigieuse, en effet, que soit la mémoire, l'on peut défier l'Homœopathe le plus hardi de se rappeler tous ces symptômes. Cependant, pour prévenir tout tâtonnement et toute hésitation au moment décisif, il faudrait, en se livrant à la pratique de l'Homœopathie, connaître à fond : l'*Aconit*, l'*Arnica*, la *Belladone*, la *Bryone*, l'*Arsenic*, la *Camomille*, la *Noix vomique*, la *Fève de saint Ignace*, la *Pulsatille*, le *Rhus*, le *Phosphore*, l'*Acide phosphorique*, l'*Antimoine*, l'*Emétique*, le *Camphre*, le *Quina*, le *Cocculus*, l'*Opium*, le *Charbon végétal*, le *Mercure*, le *Vératre blanc*, le *Café*, l'*Ipécacuanha*, le *Soufre*, la *Sabine*, le *Safran*, la *Coloquinte*, la *Douce-Amère*, le *Fer*, le *Silicea*(1); — total : trente substances produisant environ 40,000 symptômes divisés en plusieurs centaines de groupes, constituant autant d'images de maladies médicinales qu'il faudrait connaître sur le bout des doigts pour ne pas s'exposer à être traduit en cour d'assises, d'après Neumann !

Nous venons de voir entasser sans ordre et sans discernement les nombreux symptômes des médicaments expérimentés. Hahnemann, qui a essayé de mettre de l'ordre dans ce chaos, n'a eu d'autre résultat que celui d'embrouiller davantage une chose qui n'était déjà que trop obscure. Il a

---

(1) Griesselich, *Man.*, p. 183.

voulu distinguer les symptômes en effets *primitifs*, qu'il appelait aussi *positifs*, et en effets *consécutifs* ou de *réaction*, appelés *négatifs*. Mais il n'a su établir aucune ligne précise de démarcation entre les uns et les autres. L'effet primitif était dû au médicament, et l'effet secondaire, qu'il nommait aussi *curatif*, était dû à la nature réagissant sur le médicament. Il distinguait aussi les effets opposés ou *alternants*. Ces divisions arbitraires, dans lesquelles Hahnemann lui-même s'embarrassait le plus souvent, ont été rejetées par ses principaux disciples, Héring, Kurtz, Trinks, Muller et *tutti quanti* qui n'admettent que des effets *primitifs*. Helbig prétend que les effets primitifs et consécutifs sont des extrêmes qui se touchent, des effets alternants. Watzke pense que l'effet primitif forme le commencement de l'effet consécutif. Tout cela n'éclaircit pas du tout la question de savoir si la kirielle des symptômes consignés dans les tableaux des expérimentateurs appartient bien réellement aux médicaments qui sont sensés les avoir produits.

Après avoir établi sa Pathologie sur le particulier, sur l'individuel, au point de défendre à ses disciples de reconnaître les maladies nominales, pour ne pas se laisser entraîner à établir des ressemblances entre elles, le pauvre Hahnemann, que nous avons vu ensuite généraliser d'une manière si malheureuse sur la *Sycose*, la *Psore*, s'est laissé prendre aussi à généraliser en matière médicale. Les tableaux qu'il nous a laissés ne sont que des résumés de plusieurs expériences faites sur le même médicament. A la suite des symptômes observés par lui-même il ajoutait ceux qui avaient été recueillis par d'autres expérimentateurs; ceux qu'il trouvait dans les observations des Allopathes et jusqu'à ceux qui étaient fournis par les malades. De tout cela il formait ces tableaux indigestes et nauséabonds qui remplissent sa matière médicale; tandis qu'il aurait dû établir une série de maladies médicinales pour chaque médicament.

Ses successeurs ont répudié un pareil héritage, et malgré les éloges de M. Tessier, qui est cependant un Homœopathe orthodoxe, le travail herculéen du Maître sur l'expérience *pure* est mis à néant ; l'on a décidé qu'il serait refondu en entier et qu'on expérimenterait de nouveau chaque médicament. Des Sociétés de Médecins se sont formées dans le but de faire des essais *purs ;* — celle d'Iéna a expérimenté le *Chlorure de potassium ;* celle de Vienne, le *Soufre ;* Buchner, l'*Asperge ;* Geyer, la *Pivoine ;* Hesse, l'*Epine vinette* et la *Mercuriale vivace ;* Helbig, la *Noix muscade ;* Héring, le *Venin des serpents* (*triconoceph. lachesis*) ; Wahle, la *Punaise*, cet ancien remède populaire, nous dit Griesselich. (*Man.* pag. 174).

Parmi tous ces nouveaux expérimentateurs, l'un ne s'est occupé que des effets primitifs, l'autre des effets secondaires ou des effets alternants. Un troisième n'a étudié que les symptômes physiques ; tel autre les symptômes psychiques ; celui-ci l'accessoire, celui-là le principal. Tout cela devait nécessairement multiplier les symptômes à l'infini, embrouiller de plus en plus la question, rendre plus épaisses les ténèbres qui entourent le *simile* et qui le dérobent encore à nos yeux ; de telle façon qu'il n'y a pas de *pharmacodynamique pure* en Homœopathie. L'on peut même prédire, sans craindre d'être démenti un jour, qu'il n'y en aura jamais !

Montpezat, 1er Janvier 1855.

MANEC, Dr m. p.

QUATORZIÈME LETTRE.

A M. X...., élève en Médecine, à Paris.

Mon cher Ami,

Ainsi que nous l'avons vu plus haut, non seulement Hahnemann n'a pas assez individualisé ses tableaux pathogénétiques, mais encore il a inscrit pêle-mêle tous les symptômes fournis par le même médicament, sur des sujets différents et dans des circonstances diverses. Aucune indication ne fait connaître si tel symptôme appartient à un homme ou à une femme, à un sujet jeune ou vieux, ni dans quelles circonstances il s'est produit. Cette omission est commune à tous les Homœopathes, elle est d'autant plus regrettable que sans la connaissance de toutes ces particularités la véritable signification des symptômes nous échappe complètement.

Mais en revenant aux vrais principes dont s'était écarté Hahnemann, les Homœopathes de nos jours ont augmenté outre mesure le nombre de leurs tableaux. Chaque substance expérimentée leur a fourni une série de symptômes différents, suivant les circonstances très variables dans lesquelles peuvent se faire les expériences, et aussi suivant la disposition d'esprit de l'observateur. Tout cela forme autant d'images distinctes propres à la même substance, et constitue autant de maladies médicinales qu'il importe de retenir avec le plus grand soin, afin de pouvoir en faire l'application au lit du malade, dans les cas de maladies naturelles semblables à celles-ci. Si les Homœopathes se dirigeaient dans leur pratique d'après ces principes, ils seraient sans contredit les premiers Mnémotechniciens du monde. Mais ce qui est bon en théorie peut bien ne pas l'être dans la pratique, et les malades ne pas s'en trouver plus mal.

Outre le reproche grave que les successeurs de Hahnemann lui ont adressé de n'avoir laissé que des tableaux généraux en matière médicale, ils le blâment aussi d'avoir négligé dans ses expériences l'élément anatomo-pathologique, dont il n'a tenu aucun compte. Vous vous rappelez à ce sujet que j'ai crû un instant, dans une de mes précédentes lettres (1), prendre les Homœopathes en flagrant délit de mauvaise foi, ce qui est leur péché d'habitude, à propos de la prétendue ressemblance parfaite qu'ils veulent établir entre les maladies médicinales et les maladies naturelles, me refusant à croire qu'en provoquant les premières, ils eussent l'intention de produire les altérations d'anatomie pathologique qui accompagnent le plus souvent les secondes ; je

____

(1) Lettre cinquième.

m'étais trompé ; ils ont bien réellement la prétention d'imiter, à l'aide de leurs globules, tous les genres de désorganisation, tous les tissus accidentels qui constituent le domaine de l'Anatomie Pathologique ; témoin : la Phthisie, le Cancer, les Abcès, etc., que nous avons vus figurer au nombre des symptômes provoqués par les médicaments ; témoin encore ce passage de M. Griesselich :

« Dans les expériences physiologiques, après l'administra-
« tion d'un remède, *les tissus subissent des changements variés,*
« et les actions vitales prennent une autre direction (p. 145).
« De ce principe découle cette conséquence naturelle, qu'on
« doit examiner le caractère du sang, de la salive, de l'urine,
« avec les ressources que nous offrent la Physique et la Chi-
« mie, principalement le microscope et les réactifs. » —
« Dès que l'action du remède est épuisée, ajoute le même
« auteur (pag. 152), ces altérations disparaissent peu à peu
« et tout rentre dans l'état naturel. »

C'est ce qu'ils appellent *restitutio in integrum.*

Avant cette association assez heureuse de l'Anthropologie et des Sciences accessoires à la Médecine avec la Doctrine Hahnemanienne faite par les Homœopathes actuels, ce qui leur a donné une sorte de vernis scientifique, on pouvait être excellent Homœopathe sans avoir la moindre notion de toutes ces superfluités. Il suffisait en effet, pour la pratique, de bien retenir l'image de la maladie médicinale et d'en faire une bonne application au lit du malade. Ils ont compris qu'on pourrait trouver par trop singulier de les voir devenir des praticiens consommés sans sortir de leur cabinet, et trop plaisant de les entendre se dire Médecins tout en ignorant la science de l'homme et sans avoir mis les pieds ni dans un amphithéâtre ni dans un hôpital.

L'adjonction de l'élément anatomo-pathologique à l'expé-

rience physiologique a eu pour effet d'augmenter les symptômes pathogénétiques, déjà trop nombreux, et de reculer
de plus en plus la découverte du véritable *simile*, cette espèce
d'Ithaque thérapeutique qui fuit sans cesse devant nous. Le
Phénix Homœopathique est donc encore à trouver pour
toutes les maladies, ce qui n'empêche pas les Homœopathes
de traiter leurs malades avec un aplomb imperturbable,
comme si ce *simile* était en leur possession.

Nous pouvons maintenant résumer en peu de mots tous
ces travaux indigestes sur l'expérience pure, physiologique,
source épurée de la matière médicale homœopathique : Préceptes trop multipliés, puérils, ridicules même et inexécu-
tables, donnant pour résultat une collection de Symptômes
insignifiants et absurdes, et dans laquelle il est impossible
de trouver l'image exacte d'une maladie quelconque. Comme
on le voit, la conclusion est digne de l'exorde.

Je crois en avoir fini avec la matière médicale Homœopathique, et vous avoir surabondamment prouvé sa nullité. Si
ma démonstration est complète, et je n'hésite pas à le croire,
il en résulte qu'en suivant les errements des Homœopathes
sur l'expérimentation, il est impossible de se former une
idée bien nette des effets positifs d'un médicament au milieu des phénomènes si nombreux et si variables qu'on est
porté à leur attribuer. D'où il faut conclure que les Homœopathes ne possèdent le tableau ou l'image fidèle d'aucune
maladie médicinale ; et que, finalement, lorsqu'ils croient
appliquer le principe des *semblables* en s'efforçant de couvrir
une maladie naturelle à l'aide de celui de leurs tableaux qui
présente avec elle la plus grande ressemblance possible, ils
se trompent ou ils cherchent à nous tromper.

Ils se trompent d'une façon bien plus étrange encore, ces
singuliers observateurs, quand poussés par le besoin d'établir des analogies entre les maladies médicamenteuses et
les maladies naturelles, ils disent :

« On ne saurait déterminer d'avance si la maladie prove-
« nant d'un médicament peut devenir contagieuse (1) ! »

Ils n'osent pas affirmer la contagion, mais ils la font pressentir.

Imaginez-vous un atome de Lycopode ou d'écaille d'huître donnant lieu, chez un homme bien portant, à une maladie contagieuse qui peut infecter toutes les générations
futures ? Il ne manquerait plus que cela à la pauvre humanité ! Comme nous verrons bientôt qu'il suffit le plus souvent
de flairer un médicament homœopathique pour en ressentir
tous les effets, s'il se rencontre un malintentionné qui ait la
fantaisie d'empoisonner une ville entière, pour exécuter ses
noirs desseins, il n'aura qu'à promener sournoisement dans
les rues un formidable flacon homœopathique à demi-dé-
bouché.

Il est probable que si les gouvernements avaient compris
que la santé publique se trouvait ainsi à la merci du premier
chenapan venu, ils s'occuperaient un peu plus de l'Homœopathie. Malheur donc aux Homœopathes si l'on venait un
jour à prendre leurs rêveries au sérieux !

TROISIÈME·PROPOSITION.

*Dans l'état de maladie, la dose la plus minime d'un médica-
ment homœopathique suffit pour produire l'effet désiré.*

J'ai déduit cette proposition de plusieurs passages de
l'*Organon*. Elle ne me paraît pas digne d'un examen bien sérieux, car elle repose tout entière sur l'assertion suivante :

« Dans les maladies, l'aptitude à ressentir des irritations
« homogènes est portée à un très haut degré (2). »

(1) Piper, Griesselich, MAN. pag. 125.
(2) *Organo* .

Ressentir, implique une action nerveuse; or, il est une foule de maladies, telles que l'apoplexie, l'épilepsie, les asphyxies, etc., dans lesquelles l'action du système nerveux se trouve comprimée, d'autres fois notablement diminuée et presque anéantie. Est-il bien certain que dans ces cas, qui ne sont pas rares, le sujet soit plus apte à ressentir les irritations homogènes ou autres? Il est permis d'en douter, et l'on doit regretter que Hahnemann n'ait apporté aucune preuve à l'appui de son opinion, qui n'est plus dès-lors discutable. Il se contente d'ajouter dans un autre endroit :

« L'homme le plus robuste, atteint d'une maladie, reçoit
« de l'administration d'une substance homœopathique une
« impression supérieure à celle qu'elle ferait sur l'enfant
« né depuis vingt-quatre heures, mais bien portant (1). »

Malheureusement ce n'est encore là qu'une assertion sans preuves; il n'y a pas de discussion possible contre des arguments de cette nature.

Vous remarquerez en passant, à propos des *irritations homogènes,* que le chef de l'Homœopathie laisse entendre par là que tous ses remèdes sont des irritants. C'est un retour au Brownisme, mais un retour au système du célèbre écossais simplifié d'une manière effrayante, puisqu'on réduit la Thérapeutique à l'emploi des seuls excitants. Que n'ai-je la verve et le talent de Broussais pour stigmatiser ces nouveaux chauffeurs, s'ils pouvaient être autre chose que ridicules !

Quoi qu'il en soit des deux affirmations que nous venons de rapporter et des conséquences où elles entraîneraient les Homœopathes, ils en ont tiré le précepte de donner les remèdes à des doses extrêmement faibles. Nous avons vu ce-

(1) *Organon,* § CCLXXIX.

pendant la grosse caisse guérir homœopathiquement de la peur du canon, sans être administrée à doses infinitésimales. Encore une nouvelle contradiction : elles deviennent si nombreuses, qu'il faut renoncer à les compter.

Montpezat, 26 Janvier 1855.

MANEC, Dr m. p.

QUINZIÈME LETTRE.

A M. X...., élève en Médecine, à Paris.

MON CHER AMI,

QUATRIÈME PROPOSITION.

La manière de préparer les médicaments homœopathiques, par des dilutions successives, sert à en atténuer l'action en même temps qu'elle en augmente prodigieusement l'activité.

Ici la contradiction est jusque dans les termes. C'est cette préparation des médicaments que M. le professeur Requin taxe dans son opuscule (1) de *colossale absurdité.* En effet,

(1) L'article *Homœopathie,* de M. Requin, a été extrait du *Supplément du Dictionnaire de Fabre,* et imprimé séparément.

l'absurde et le ridicule débordent de toutes parts dans cette singulière théorie de la dynamisation. Vous allez en juger.

Si les médicaments homœopathiques possédaient réellement la propriété qu'on leur attribue de produire des symptômes semblables à ceux de la maladie contre laquelle on les dirige, ils auraient pour effet constant et inévitable d'aggraver celle-ci. C'est ce qui arriva à Hahnemann au début de sa nouvelle pratique, ainsi qu'il nous l'apprend lui-même. Ces échecs ne paraissent pas l'avoir beaucoup surpris, et bien qu'il eût fondé sa Doctrine sur des exemples de guérisons Homœopathiques empruntés aux observateurs de l'ancienne École, et dans lesquels les médicaments avaient été administrés sans danger aux doses ordinaires employées par lui-même, c'est à la trop grande force de ces doses qu'il attribua ses premiers revers. Il ne s'arrêta pas pour si peu; mais au lieu de renoncer à sa mauvaise méthode, il eut l'idée de diminuer progressivement les doses jusqu'à ce qu'il ne se manifestât pas d'aggravation. Cela le conduisit à ne donner qu'une goutte d'eau à ses malades, et partant à zéro d'action de la part du remède. Pour justifier cette singularité, il inventa une loi qui dit :

« La maladie augmente la réceptivité pour l'action du re-
« mède approprié (1). »

Dès cette même époque Hahnemann recommanda de n'administrer le remède qu'à une dose telle qu'il soit assez puissant pour triompher de la maladie, et pas assez pour l'aggraver en dépassant le but : Précepte fort sage assurément; — mais quelle sera cette dose ?... Toutes les subtilités imaginables seraient ici déplacées, comme le dit fort bien notre auteur, et il faut forcément en appeler à l'expérience pure.

(2) *Organon*, §§ CCLXXIII et CCLXXV.

Or, l'expérience pure (il n'en connaît pas d'autre), établit selon lui d'une manière absolue que :

« Quand la maladie ne dépend pas manifestement d'une
« altération profonde d'un organe important, la dose du re-
« mède homœopathique ne saurait jamais être assez faible
« pour triompher de la maladie naturelle (1). »

De là la nécessité de diviser et de subdiviser les médica-ments par des atténuations successives. Le but évident est d'affaiblir les doses ; il sera largement dépassé.

Chacun sait comment se font ces atténuations. Pour les liquides : on prend une goutte de teinture-première, de teinture-mère d'un médicament que l'on mêle avec 99 gout-tes d'eau distillée, en secouant un certain nombre de fois dans un petit flacon rempli aux deux tiers. C'est la 1re dilu-tion. Une goutte de ce premier mélange est ensuite versée dans un nouveau flacon contenant, comme le précédent, 99 autres gouttes d'eau ; on secoue, et l'on obtient la 2me dilu-tion, dont une goutte ne contient déjà plus que la dix mil-lième partie de la goutte primitive de teinture-mère. L'on continue ainsi en mêlant chaque fois une goutte du dernier produit avec 99 nouvelles gouttes d'eau. Chaque mélange subséquent constitue une dilution plus haute. Cette opéra-tion n'a pas de limites, car **M.** Jahr prétend que la huit mil-lième dilution agit encore *tout aussi bien* que la trentième (2) : ce qui pourrait bien ne pas dire beaucoup. **M.** Nuñez, le pré-sident du premier Congrès-Homœopathique de Bordeaux, partage le sentiment de **M.** Jahr sur la valeur de la huit mil-lième dilution. **M.** Héring, le premier Homœopathe des États-Unis, et Jenichen, le grand dynamisateur, préconisent

(1) *Organon*, § CCLXXVII.
(2) Jahr, MANUEL, tom. 1, page 7.

la seize millième ! Le chiffre fabuleux qui représente cette dilution, et dont je vous ai déjà signalé la longueur de 75 mètres, remplirait de ses zéros 26 pages d'un volume in-8°. Il est douteux que les Homœopathes se soient jamais bien rendu compte de sa valeur, non plus que des quantités prodigieuses de liquide qu'exigerait une seule goutte de teinture-mère pour être diluée en entier jusqu'à la vingtième ou à la trentième dilution seulement.

Pour éviter toute erreur dans ces préparations, leš Pharmaciens de l'École commencent par numéroter autant de flacons qu'ils veulent obtenir de dilutions , en écrivant sur un premier flacon le chiffre 1; sur un second, le chiffre 2; sur un troisième, le n° 3, &. Ils versent dans chacun de ces flacons quatre-vingt-dix-neuf gouttes d'eau distillée, et ils les étalent sur une table, par numéro d'ordre; ils versent alors une goutte de teinture-mère d'un médicament dans le n° 1, et ils secouent; ils prennent ensuite une goutte de ce premier flacon qu'ils versent dans le n° 2, et ils secouent de nouveau. Ils continuent cette opération jusqu'au dernier, en versant successivement dans chacun une goutte du mélange du flacon qui le précède. A la fin, chaque flacon se trouve contenir une dilution égale au numéro de l'étiquette; elle en porte le nom, et l'on dit : première, deuxième et troisième dilution. Tout cela est fait dans le but évident de donner de l'importance à une chose qui n'en a pas et qui ne mérite pas de nous arrêter plus longtemps.

Les substances solides se préparent en mélangeant un grain (cinq centigr.) de leur poudre avec quatre-vingt dix-neuf grains de sucre de lait, dans un mortier de porcelaine. Un grain de ce premier produit est ensuite trituré avec quatre-vingt-dix-neuf grains du même véhicule , et l'on a ainsi la deuxième atténuation. Un grain de celle-ci , mêlé encore avec quatre-vingt-dix-neuf grains de sucre de lait, constitue la troisième, &. On se conduit ici comme pour les dilutions, et l'on pousse ces atténuations à un degré de puissance qui dépasse tout ce qu'on pourrait imaginer de plus colossalement absurde.

Plusieurs calculs ont été faits pour démontrer mathématiquement cette absurdité ; tous remplissent parfaitement ce but. Je choisis parmi eux le tableau suivant du docteur Shmincko, représentant les trente premières atténuations, avec le volume d'eau qu'elles nécessiteraient si l'on voulait ne rien perdre des produits d'une goutte de teinture-première, c'est-à-dire atténuer les 100 gouttes de la première dilution dans 9,900 gouttes d'eau nécessaires pour la deuxième ; les 10,000 gouttes qui constituent ensuite celle-ci, dans 990,000 gouttes pour la troisième, etc.

TABLE

DES TRENTE DEGRÉS D'ATTÉNUATION DE HAHNEMANN.

N^{os} des Dilutions.	DEGRÉS D'ATTÉNUATION.	Gouttes du médic^l.	QUANTITÉ DU FLUIDE (EAU DISTILLÉE) Nécessaire pour atténuer une goutte d'un liquide médical quelconque, ainsi que chaque degré l'exige.
1	Centième.	1	100 gouttes ou 50 grains.
2	10 millièmes.	1	10,000 gouttes *égalent* 10 1/2 onces.
3	1,000,000^{mes}.	1	1000,000 gouttes *ég.* 65 1/2 livres.
4	100 millionièmes.	1	100 millions de gouttes *ég.* 65 1/2 quintaux.
5	10,000 millionièmes.	1	6,550 quintaux *ég.* 55 toises cubes.
6	Billionièmes.	1	655,000 quintaux *ég.* 5,500 toises cubes.
7	100 billionièmes.	1	65,500,000 quintaux *ég.* 550,000 toises cub.
8	10,000 billionièmes.	1	55 millions de toises cubes *ég.* un lac d'une lieue carrée, profond de 3 1/2 toises.
9	Trillionièmes.	1	1/12 de lieue cube *ég.* un lac de 16 lieues carrées, profondeur de 3 1/2 toises.
10	100 trillionièmes.	1	8 1/3 lieues cubes *ég.* un lac de 1,000 lieues carrées, profondeur de 34 toises.

TABLE DES TRENTE DEGRÉS D'ATTÉNUATION DE HAHNEMANN.

(Suite).

Nᵒˢ des Dilutions.	DEGRÉS D'ATTÉNUATION.	Gouttes du médicᵗ.	QUANTITÉ DU FLUIDE (EAU DISTILLÉE) Nécessaire pour atténuer une goutte d'un liquide médical quelconque, ainsi que chaque degré l'exige.
11	10,000 trillioniémes.	1	833 lieues cubes, à peu prés l'eau de la Mer Noire.
12	Quadrillioniémes.	1	83,300 lieues cubes, la Mer Atlantique jusqu'à l'Equateur.
13	100 quadrillioniémes.	1	8,330,000 lieues cubes, vingt fois l'eau de toutes les mers ou 1/6 de ce que la lune pourrait contenir si elle était creuse.
14	10,000 quadrillioniém.	1	833 millions de lieues cubes *égalent* 17 lunes remplies. — 1/3 du Globe terrestre.
15	Quintillioniémes.	1	83,300 millions de lieues cubes *ég.* 33 fois le Globe.
16	100 quintillioniémes.	1	3,300 Globes *ég.* 2 1/2 Jupiter remplis.
17	10,000 quintillioniém.	1	225 fois le liquide que pourrait contenir la planète Jupiter, si elle était creuse.
18	Sextillioniémes.	1	24 soleils remplis.
19	100 sextillioniémes.	1	2,400 soleils remplis.
20	10,000 sextillioniémes.	1	240,000 soleils remplis.
21	Septillioniémes.	1	24 millions de soleils remplis, autant que, selon M. Herschel, en contient la voie lactée.
22	100 septillioniémes.	1	2,400 millions de soleils remplis, autant de liquide que les soleils de 50 voies lactées pourraient en contenir.
23	10,000 septillioniémes.	1	Autant de liquide que les soleils de 500 voies lactées pourraient en contenir, s'ils étaient creux, et tous aussi grands que notre soleil.
24	Octillioniémes.	1	100 fois l'espace qu'occupe la création entière
25	100 octillioniémes.	1	10.000 fois pl. que tous les mondes de la création pourraient contenir s'ils étaient creux.
26	10,000 octillioniémes.	1	Autant d'espace qu'occupent les mondes d'un d'un million de création.
27	Nonillioniémes.	1	100 millions de fois plus que les mondes de toute la création pourraient contenir.

TABLE DES TRENTE DEGRÉS D'ATTÉNUATION DE HAHNEMANN.

(Suite).

Nᵒˢ des Dilutions.	DEGRÉS D'ATTÉNUATION.	Gouttes du médic¹.	QUANTITÉ DU FLUIDE (EAU DISTILLÉE) Nécessaire pour atténuer une goutte d'un liquide médical quelconque, ainsi que chaque degré l'exige.
28	100 nonillionièmes.	1	25 billions de fois plus que l'espace de tous les mondes de notre voie lactée ou 10 mille millions de fois plus que ceux de toute la création.
29	10,000 nonillionièmes.	1	Autant de fois qu'occuperaient tous les mondes contenus dans 2,500 billions de voies lactées ou dans 1 billion de créations.
30	Décillionièmes.	1	Autant de liquide que 24 quadrillions de soleils ou 33 quintillions de globes occuperaient d'espace, c'est-à-dire, 200 billions de fois plus que tous les soleils de l'entière création comme s'ils étaient des globes creux et aussi grands que notre soleil, ou 100 billions de fois plus que tous les mondes de la création pourraient contenir.

Ces chiffres ne sont-ils pas éloquents?

Un plaisant de Paris avait cru faire une bonne charge en disant que, pour prendre un vomitif, il jetterait un grain d'émétique dans la Seine, au-dessus du Pont-Neuf, et qu'il irait ensuite à Rouen boire une verrée d'eau de la rivière. Un autre écrivait à Hahnemann s'il suffirait, pour prendre un remède, de verser une goutte de sa teinture dans le lac de Genève et d'avaler une verrée de son eau? .. Hahnemann répondait gravement qu'il craignait que le mélange ne fût pas assez parfait. Eh bien! l'un et l'autre de ces esprits sceptiques se trompaient étrangement; ils n'approchaient pas des atténuations moyennes homœopathiques, et ils auraient pris ainsi, sans s'en douter, une *dose énorme* du médicament. Ce n'est pas à Rouen qu'il faudrait aller pour prendre l'émétique, c'est bien au-delà de l'Équateur : c'est à la jonction des deux Océans, un pied posé sur le cap de Bonne-Espérance et l'autre sur le cap Horn, la face tournée vers le pôle sud, qu'il faudrait boire une verrée d'eau si l'on voulait ne prendre le remède qu'à la douzième dilution !!!

Vous venez de le voir, une goutte de teinture-première exigerait toute l'eau de la Mer-Noire pour être poussée à la onzième dilution. A la vingtième, il faudrait deux cent quarante mille soleils remplis d'eau et, à la trentième, il en faudrait cent billions de fois plus que tous les mondes de la création pourraient en contenir.

C'est fabuleux !.... C'est incroyable !.... Que serait-ce donc si nous poussions le calcul jusqu'à la seize millième dilution ?.... L'imagination est forcée de reculer épouvantée !

En voyant une simple goutte d'un médicament diluée dans cette incommensurable quantité d'eau, et prescrire ensuite une ou deux gouttes d'un pareil mélange contre une affection très aiguë, à marche rapide, n'est-on pas en droit de se demander quelle espèce de gens ce sont que les Homœopathes ? Dans l'ancienne Rome, deux augures, dit-on, ne pouvaient se regarder sans rire. A coup sûr, aujourd'hui, il doit en être de même de deux Homœopathes ; ils doivent même rire tout seuls, car il n'est pas possible d'écrire et de prescrire sérieusement de pareilles énormités.

Montpezat, 2 Février 1855.

MANEC, D^r m. p.

SEIZIÈME LETTRE.

A M. X...., élève en Médecine, à Paris.

Mon cher Ami,

Les Homœopathes que nous avons vus pratiquer le numé-
rotage des flacons pour ne pas se perdre dans leurs dilutions, prescrivent encore, afin d'obtenir des médicaments
d'une grande pureté, une foule de précautions minutieuses
dont la puérilité ne fait qu'ajouter au ridicule de la chose.
C'est ainsi qu'ils conseillent de se servir de vases et de flacons réservés exclusivement à la préparation d'un même
remède; de faire ces préparations dans autant d'apparte-
ments séparés, afin de prévenir tout mélange avec quelque
molécule d'une substance étrangère. Messerschmidt veut
qu'on fasse toutes les préparations dans des vases de sucre

de lait (1). Rau lui-même fait observer qu'il est difficile de trouver du papier non blanchi au chlore et ne sentant pas la pâte pourrie pour y envelopper les poudres ; ce qui serait cependant absolument nécessaire, ajoute l'auteur du *Nouvel Organon* (2). Les pharmaciens ordinaires ne sont pas propres à des manipulations si délicates, car étant habitués à toucher toute espèce de remèdes, il s'en trouve toujours quelqu'un dont les particules volatiles ou tenaces s'attachent à leur personne ou à leurs habits et viennent ensuite altérer les préparations homœopathiques. Cette altération est d'autant plus prononcée que la quantité de ces substances étrangères, quelque minime qu'on la suppose, sera toujours énorme comparativement à la dose du médicament qui entre dans les hautes dilutions. En hommes consciencieux, les Homœopathes sont très rigides sur ce chapitre, et, en général, le Médecin de cette École prépare lui-même ses médicaments. Il n'a pas probablement chez lui un appartement particulier pour chaque remède et pour chaque dilution ; mais qu'importe ! la théorie et la pratique ne sont-elles pas deux choses essentiellement distinctes en Homœopathie ? En revanche, haro sur les pharmaciens allopathes ! L'un d'eux a été mis à l'*index* par les Homœopathes de Londres parce qu'on s'est aperçu qu'il prenait du tabac, et que toutes ses préparations se trouvaient ainsi adultérées par quelque particule de ce narcotique. Cette découverte leur avait donné l'explication de leurs revers incessants. Ils firent bonne justice du coupable ; ils le mirent au banc de leur École : *Risum teneatis, amici ?*

Vous le voyez, pour être bon préparateur en Homœopathie, il faut être inodore, c'est-à-dire parfaitement sain de

(1) Rau, *Nouvel Organon*, pag. 162.
(2) Rau, *Nouvel Organon*, pag. 163.

corps. Par exemple, il n'est pas aussi indispensable d'être sain d'esprit, au contraire; je vais vous le prouver immé-médiatement en anticipant un peu sur ce que j'ai à vous dire de la dynamisation. Une espèce de fier-à-bras homœo-pathe, Jenichen, je crois, persuadé que les secousses déve-loppent les propriétés curatives des médicaments, a eu la patience de préparer de hautes dilutions, en imprimant mille secousses à chacune ! Il paraît qu'il passa la plus grande partie de sa vie enfermé dans sa chambre, le haut du corps nu jusqu'à la ceinture, occupé ainsi à préparer des médicaments à 6,000, 12,000 et 16,000 dilutions, à chacune desquelles il donnait mille secousses énergiques, de manière à faire *tinter* le liquide. Jamais la folie humaine, dans ses plus grands débordements, n'a rien produit de plus excen-trique et de plus extravagant que cet exercice d'énergu-mène !

.A la mort de ce maniaque, les Homœopathes qui atta-chaient le plus grand prix à ses préparations, se sont disputé sa pharmacie. Elle était à la veille de s'épuiser, et chacun déplorait ce malheur à la Société Homœopathique galli-cane, lorsqu'un de ses membres, le docteur Perry, les tira d'embarras par un expédient fort simple et fort ingé-nieux. Dans une séance de la Société Homœopathique, le subtil orateur s'exprima ainsi :

« Nous allons bientôt, vénérables et doctes confrères,
« manquer des 6,000^{mes} dilutions (1) de tel et tel médica-
« ment, préparées à mille secousses chacune, et dont nous
« avons tous éprouvé souvent l'efficacité. Il faudrait bien du
« temps et un grand dévouement de notre part pour rem-

______

(1) N'ayant pas actuellement sous les yeux le numéro du Journal de la Société Hahnemann. gallicane, je me trouve dans l'impossibilité de préciser le chiffre de la dilution et de rapporter textuellement le discours de M. Perry.

« placer ces hautes puissances... Je crois avoir trouvé le
« moyen de suppléer à ce travail gigantesque. Vous savez
« tous que la différence entre la 200e et la 400e dilution de-
« vient tellement faible qu'elle est presque inappréciable (1);
« cette différence sera bien moindre encore entre la 6,000^e
« et la 6006e, 6008e dilutions, par exemple ! (assentiment
« général, marques de satisfaction). — Eh bien ! ajoute
« M. Perry, j'ai dilué six et huit fois ce qui restait des pré-
« cieuses préparations du célèbre confrère dont nous regret-
« tons la fin prématurée, et j'ai obtenu un produit dont les
« qualités sont très sensiblement les mêmes que celles de la
« dilution qui m'a servi de point de départ; la quantité seule
« en est bien différente, puisqu'elle devient inépuisable ! »

Le tour fut trouvé charmant; l'orateur eut les honneurs de
la séance, et les Homœopathes profitèrent de la découverte.

Revenons à Hahnemann et ne perdons pas de vue qu'il
établit les dilutions dans le but de diminuer la force du médicament, afin de prévenir l'aggravation de la maladie. Mais
craignant encore que sa portioncule de remède, comme il
l'appelle, ne fît sur la maladie l'office de la goutte d'eau sur
le vase prêt à déborder, il arriva de dilution en dilution
jusqu'à la 60e. Il s'aperçut alors que son expérience *pure*
lui avait fait défaut, et il rétrograda jusqu'à la 30e, sans plus
de motifs sans doute qu'il n'en avait eu pour monter si haut.
Il s'arrêta à ce dernier chiffre tant pour le traitement des
maladies que pour l'essai des remèdes. Pour justifier ces divisions excessives, fabuleuses même, il posa en principe que
l'activité du médicament augmentait en proportion du liquide
dans lequel il était dilué, parce qu'il se trouvait alors en
contact avec une plus grande étendue de nos organes, et
qu'il affectait la *fibre nerveuse* d'une manière plus large. Les

____

(1) Journal de la Société Hahnem. gallic., année 1850, pag. 677.

Homœopathes d'aujourd'hui préfèrent dire la *fibre vivante*. Ils invoquent ici cet ancien axiome : *Corpora non agunt nisi sint soluta*. Ce n'est pas une raison pour qu'un remède, dilué à l'infini, ait plus d'action que lorsqu'il est concentré ; c'est le contraire qui a lieu. Les acides nitrique, sulfurique, hydrochlorique, etc., qui, à l'état de concentration, corrodent et escharrifient nos tissus, sont sans action nuisible quand on les étend dans 600 ou 800 fois leur volume d'eau. Il n'y a aucun motif de supposer que vos médicaments inertes se comportent différemment. Au reste, si vous voulez réellement diminuer la force par vos dilutions, pourquoi chercher ensuite à l'augmenter en les rendant plus nombreuses ? — Soyez donc une fois d'accord avec vous-mêmes, si cela vous est possible !

Pour que le médicament développe complètement sa vertu curative, dit Hahnemann, il faut que le mélange avec le liquide qui lui sert de véhicule soit bien intime ; il conseille à cet effet de secouer fortement le flacon. Les premières dilutions de cet auteur étaient dans la proportion de 1/500e ; une goutte de teinture-mère pour 500 gouttes d'eau, tant il redoutait l'aggravation ! Plus tard il adopta le chiffre 1/99e qui lui *parut* plus favorable au mélange : c'est-à-dire qu'il choisit ce chiffre au hasard, au son du nez ; par ces motifs seuls il est resté dans la pratique et il constitue un des dogmes fondamentaux de l'Ecole ; il n'y a pas de salut possible pour les malades en dehors de l'échelle centésimale dans la préparation des médicaments. L'action du remède se trouve encore augmentée, dit notre auteur, si au lieu de prendre la goutte pure, on l'administre dans une verrée d'eau par petites cuillerées à des intervalles rapprochés, au lieu d'avaler la verrée tout d'un trait. Enfin, l'effet du remède s'agrandit de nouveau quand on boit une verrée d'eau après son ingestion. Tout cela est au rebours du sens commun, mais c'est parfaitement homœopathique.

Ici Hahnemann ne s'entend plus lui-même, et il devient impossible de le suivre dans ses divagations. Son intention manifeste est de donner le remède à une dose minime, d'où la nécessité d'atténuer la goutte ou le grain. Il s'appuie sur la divisibilité de la matière pour avancer que quelques particules du médicament doivent se trouver encore dans les plus hautes dilutions. Sans doute la matière est divisible, mais cette propriété a des bornes, et il est permis de douter qu'une fraction de goutte puisse imprégner une masse d'eau supérieure à celle qui environne notre globe. Au reste, l'action d'un médicament donné doit être en raison directe de son volume, et vous conviendrez que cette action sera difficilement appréciable dans les dilutions où il devient impossible de démontrer la présence de la substance médicamenteuse. Vous dites bien que le médicament n'agit pas d'une manière *atomique* mais bien *dynamique* (1). Ce n'est là qu'une assertion mise en avant pour vous tirer d'embarras ; et vous sortez du domaine des faits, qui est le seul terrain de l'observation médicale, pour tomber dans les abstractions. Je ne vous y suivrai pas. Vous oubliez au reste que vous avez écrit ailleurs :

« Il n'est pas moins constant que la violence de l'arsenic
« n'augmente pas à chaque fois qu'on diminue la dose, qu'elle
« va au contraire toujours en diminuant d'une manière *évi-*
« *dente*, de sorte qu'on finit par arriver à un degré d'atté-
« nuation tel, qu'il n'y a plus rien à craindre du danger
« qu'entraîne la dose (2), etc., etc. »

Vous voilà une fois de plus en contradiction avec vous-même. En vérité, c'est à n'en pas finir.

(1) Réponse à Hufeland.
(2) Hahnemann. *Traité de Matière médicale pure.*

Si la force du médicament diminue ainsi à chaque dilution, encore quelques dilutions de plus , et cette force aura
complètement disparu. Voilà donc Hahnemann obligé d'inventer quelque nouvelle loi pour défendre la force expirante
du remède et ne pas avouer qu'il tombait dans le ridicule.
L'auteur n'y manque pas. C'est ici le nœud de la dynamisation, dit très sérieusement M. Griesselich (1). C'est détruire
une absurdité par une plus grande absurdité, dit avec raison M. le professeur Requin (2); et nous serons tous de son
avis.

En invoquant la présence de quelques particules du médicament dans les hautes dilutions, Hahnemann semblait
vouloir s'en tenir encore à l'action matérielle de celui-ci ;
mais comme on ne pouvait manquer de lui faire observer
qu'il était difficile d'admettre encore une action sensible du
médicament à sa dilution favorite, la 30me, alors qu'il n'y
avait plus depuis longtemps la moindre trace de sa présence
dans le mélange ; il avança :

« Non seulement les secousses et le frottement rendent
« le mélange plus intime, mais encore, ce qui est le point
« capital, il résulte de là un *changement* surprenant, tout-à-
« fait inconnu jusqu'à ce jour, dans le développement des
« forces dynamiques de la substance médicinale qui a été
« soumise à cette élaboration (3). »

Et ailleurs :

« L'essence du médicament est dynamique (autrefois elle
« était matérielle) ; c'est une force que le frottement exercé
« à *la manière homœopathique* peut exalter jusqu'à l'infini.

(1) *Manuel*, pag. 255.
(2) Art. Homoeopathie, déjà cité.
(3) *Organon*, pag. 344.

— 132 —

« Une goutte de *Drosera*, au 30e degré de dilution, à chacun
« desquels on a imprimé vingt secousses, met en danger la
« vie d'un enfant atteint de coqueluche, etc. (1). »

Enfin il dit au § CCLXXVIII :

« Le médicament homœopathique, à chaque division ou
« dilution, acquiert un nouveau degré de puissance par le
« frottement ou les secousses qu'on lui imprime, moyen
« inconnu avant moi de développer les vertus inhérentes
« aux médicaments, et qui est tellement énergique, que
« dans ces derniers temps l'expérience m'a forcé de réduire
« à deux le nombre des secousses dont auparavant je prescri-
« vais dix à chaque dilution. »

Pourquoi avoir adopté d'emblée le chiffre de dix secousses
plutôt que celui de une ou deux? Hahnemann s'est conduit
ici, comme dans une foule d'autres circonstances, en véritable étourdi. Il commence l'application du principe des
semblables en donnant les remèdes aux doses ordinaires, et
il guérit ses malades ; cependant l'expérience *pure* lui apprend bientôt qu'il aggravait ainsi les maladies ; il invente
alors les dilutions ; il les commence en étendant le remède
dans 500 fois son volume d'eau ou d'alcool, et il guérit encore. Mais l'expérience *pure* lui fait découvrir qu'il est allé
trop loin, et il revient à la proportion 1 : 99. Il secoue alors
le médicament 10, 20, 30 fois, et il guérit toujours. Mais l'infaillible expérience *pure* vient encore lui apprendre qu'il s'é-
tait trompé, et qu'il fallait s'arrêter à la seconde secousse.
Combien de cruelles déceptions durent venir contrister l'ame
du grand Hahnemann pendant tous ces tâtonnements malheureux, et avant que la lumière sur les secousses et sur la

(1) *Organon*, pag. 339.

proportion du véhicule se fît pour lui !...— L'auteur ne nous a pas initié à l'histoire de ses revers.

La *manière homœopathique* de développer à l'infini les forces médicinales est fort simple. Pour les liquides, à chaque dilution on prend d'une main le mystérieux flacon renfermant le mélange, on fléchit l'avant-bras, et on le redresse brusquement en imprimant une forte secousse. Ce n'est pas plus malin que ça. On répète cette manœuvre jusqu'à extinction de forces. Pour les poudres, chaque atténuation exige six fois six minutes de broiement et six fois quatre minutes de frottement, ce qui fait plus d'une heure pour chacune (1).

Après trois ou quatre atténuations par le broiement, on opérait par dilutions comme pour les liquides ; on agissait de même à l'égard des métaux les plus durs, l'expérience pure ayant prouvé à Hahnemann qu'ils devenaient solubles dans l'eau après quelques frottements. L'expérience ordinaire n'a pas confirmé cette opinion, et les métaux sont restés insolubles malgré l'assertion contraire de Hahnemann et celle de son émule Rau qui dit dans le *Nouvel Organon* :

« Trois grains de platine, d'or, d'argent, de silice, à la
« première trituration dans du sucre de lait, se dissolvent
« dans 100 gouttes d'eau distillée ou d'esprit de vin étendu
« d'eau ; il suffit d'agiter le flacon pendant quelques minutes
« (comme vous le voyez, M. Rau n'est pas avare de secous-
« ses), et la dissolution est si parfaite que l'on obtient un
« liquide d'une transparence étonnante, sans la moindre
« trace d'opacité, et que la loupe même n'y fait découvrir
« ni trouble ni sédiment (2). »

(1) *Organon*. pag. 440.
(2) Rau, *Nouvel Organon*, pag. 154.

Que penser de pareils observateurs qui ne voient pas à la loupe ce que tout le monde voit à l'œil nu, et qui en revanche aperçoivent dans les vertus des doses infinitésimales une foule de phénomènes que personne n'y peut découvrir?

Montpezat, 9 Février 1855.

MANEC, D^r m. p.

DIX-SEPTIÈME LETTRE.

A M. X...., élève en Médecine, à Paris.

Mon cher Ami,

Nous avons vu Hahnemann sur le point de foudroyer les enfants avec une goutte de *Drosera* à la trentième dilution, pour chacune desquelles on avait donné vingt succussions ; dans la deuxième édition de son *Traité des Maladies chroniques*, il change de langage au sujet des succussions, et il dit:

« Malgré le frottement et la succussion des substances à
« l'état de concentration, il n'est pas possible de développer
« toutes les vertus curatives cachées en elles. On peut dyna-
« miser les atténuations avec 10, 20, 50 secousses et plus,
« etc., etc. »

Wahle ne s'est pas contenté de si peu, et il a poussé la plaisanterie jusqu'à la millième secousse !

Hahnemann appelait dynamisation toute dilution d'un médicament, parce qu'il pensait que plus on atténuait celui-ci, plus on développait et accroissait la vertu qui, dégagée enfin de tout *substratum*, se manifestait dans les dernières dilutions comme un acte purement dynamique. Il allait même jusqu'à croire que la force ou la vertu du médicament se séparait de son *substratum*, et se communiquait aux corps environnants, à l'instar de l'électricité, du calorique.

Plus tard, il revint à l'action matérielle du médicament ; il essaya même de calculer son action. Il disait qu'en supposant qu'une goutte d'une substance médicinale produisît un effet $= A$; une goutte d'un mélange contenant un dixième de goutte de cette même substance ne produirait environ qu'un effet $= \dfrac{A}{2}$; si elle contenait un centième de la goutte primitive, l'effet serait $= \dfrac{A}{4}$; si elle contenait un millième, l'effet serait $= \dfrac{A}{8}$. Les Homœopathes ont contesté la validité de ces calculs ; et cette fois ils ont bien raison.

Hahnemann s'est donc complètement embrouillé dans les dilutions et les secousses. Ses nombreux disciples ne s'en sont pas mieux tirés que lui. Depuis un demi-siècle qu'on patauge dans ce bourbier, il n'a pas été possible d'établir aucune règle pour apprécier la valeur d'une dilution et pour déterminer le nombre de secousses qu'il convient de lui imprimer. L'on s'est enfoncé dans ces ténèbres, et on n'a jamais pu en sortir. Il est curieux de suivre dans cette triste voie quelques élèves chéris du Maître.

« Dynamiser, c'est accroître la force, dit Schrœen ; diluer
« c'est l'affaiblir (1). » — Voilà qui est clair.

« L'un et l'autre sont incompatibles. » — Encore mieux.

« Le premier point est contradictoire avec le but de l'Ho-
« mœopathie, l'apparence seule parle en faveur de l'accrois-
« sement de l'énergie des remèdes. » — Pas plus l'apparence
que la réalité. Mais passons et constatons que cet Homœopathe ne croit pas à l'augmentation de la force du remède
par les secousses.

Hartmann pense le contraire :

« Une dynamisation met les forces en liberté ; une dilu-
« tion les diminue, les amoindrit. Nous ne saurions dire au
« juste jusqu'où la dynamisation doit être poussée pour
« mettre en évidence les vertus occultes d'une substance
« médicinale, mais nous pouvons *admettre* que ces vertus
« sont devenues manifestes quand la substance a acquis la
« faculté de produire des effets médicinaux chez un homme
« bien portant. A partir de ce point il n'y a plus de dynami-
« sation, mais seulement dilution ; si l'on vient à étendre le
« médicament, on se borne à diminuer sa puissance, autre-
« ment on ne ferait qu'exalter celle-ci en croyant l'affai-
» blir (2). »

Ainsi, selon Hartmann, la même manœuvre développe et
diminue l'action des médicaments, sans qu'on puisse assi-
gner un point précis de démarcation entre ces deux effets
opposés.

(1) Die Hauptsœtze der Hahnemancischen Lchre, p. 66 et s.

(2) Hartmann, *Thérapeutique Homœopathique des Maladies aiguës et
chroniques,* t. 1, p. 48-49.

Rau « croit pouvoir affirmer que le développement des
« forces latentes est complet déjà dans la première dilution
« liquide, claire et transparente (ce qui est pour lui la pre-
« mière, voyez page 133). Les divisions subséquentes ne font
« qu'atténuer l'action du remède, s'il en était autrement,
« toute espèce de médicament pourrait devenir un poison
« par l'atténuation (1). »

C'est ce qui arrive, en effet, aux yeux des Homœopathes
qui veulent rester conséquents avec leurs principes, comme
vous le verrez bientôt.

Pour expliquer l'augmentation de la force du médicament
par les secousses, Héring admit une force fondamentale
qu'il appela *Hahnemanisme*. Cette force comparée au *galvanisme*, réside à l'état latent dans le médicament; la dynamisation la dégage. D'autres attribuaient l'action du remède à
l'électricité développée pendant la dynamisation. Mayerhofer crut prouver quelque chose par des expériences micros-
copiques qui lui firent, dit-il, découvrir des particules d'é-
tain jusque dans la treizième dilution, c'est-à-dire qu'un
grain de ce métal aurait imprégné de ses molécules une
masse d'eau cent fois plus considérable que celle de l'Océan
Atlantique, d'après les calculs du docteur Shmincko. Il vit
aussi que la troisième dilution de zinc contenait déjà cent
quinze millions deux cent mille particules du métal qui
étaient encore divisibles. Si le fait est invraisemblable, il
n'est pas du moins très facile à vérifier. Mayerhofer ne sor-
tait pas de la matière en poursuivant la présence du médicament jusques dans les hautes dilutions, tandis que Hahnemann dit que la dynamisation *dématérialise* et *spiritualise* le
médicament.

L'un (Rummel) subtilisa sur la subtilisation de la matière;

(1) Rau, *Nouvel Organon*, p. 154.

un autre sur sa vivification. Konsakoff comparant la dynamisation à l'infection, à la fermentation, à la fécondation, prétendit qu'un globule de soufre à la trentième trituration,
secoué pendant une minute dans un verre, avec mille globules non médicamenteux, leur avait communiqué ses propriétés. Il ajouta même qu'en secouant pendant cinq minutes
il avait communiqué les vertus médicinales de cette substance à quinze cent mille globules de sucre de lait. C'est
encore la séparation de la force du médicament de son *substratum*.

Veith, un Homœopathe rival de l'ours de la fable, est convaincu :

« Que la dilution *prompte*, la secousse *violente*, le frotte-
« ment *impitoyable*, la dynamisation *colossale* (un Allopathe
« n'aurait pas mieux dit) sont impuissants à briser les chaî-
« nes de l'esprit renfermé dans le médicament. »

Griesselich déplore la tendance mystique de pareilles Doctrines qui nous ramèneraient, dit-il, à l'*Ormuzd* et aux
Feruars de Zororastre (1). Cela vous maintient tout simplement dans le faux et dans l'absurde dont vous ne pouvez
sortir.

Pour en finir avec ces rêveries d'esprits malades, je dois
ajouter qu'après avoir avancé que les secousses exaltaient
les forces des médicaments, Gross prétendit qu'elles les
domptaient. Et Hahnemann lui-même, l'inventeur de la dynamisation, pour prévenir une objection grave qui aurait
été à la portée de tout le monde, eut la précaution d'écrire
à côté de sa théorie :

« Le vin et l'alcool, les plus simples de tous les excitants,

(1) Griesselich, *Man.*, p. 286.

« sont les seuls dont l'effet échauffant et irritant diminue
« quand on les étend de beaucoup d'eau (1).

Il aurait pu ajouter qu'il en était ainsi de tous les aliments. Quelle triste plaisanterie! Mais il fallait bien soustraire ces substances à la loi de l'augmentation d'action par
les dilutions, car il n'aurait pas été facile de prouver qu'on
peut appaiser la faim et la soif à l'aide d'un globule de pain
ou d'une goutte de vin, quelques dilués qu'ils fussent.

Il restait à pouvoir exécuter les hautes dynamisations, car
il faudrait quelques jours pour numéroter seize mille flacons ; verser dans chacun les quatre-vingt-dix-neuf gouttes
du liquide qui sert d'excipient, puis la goutte du médicament, et enfin secouer mille fois chaque flacon, comme le
conseille Wahle. A cet effet, on a inventé des dynamisateurs.
C'est un marteau pour les poudres, et pour les dilutions une
machine inconnue qui fait *tinter* le liquide dans chaque verre,
comme des pièces d'argent, ce qui est de rigueur, dit Jenichen son inventeur.

Abyssus abyssum invocat, une sottise en appelle une autre,
ce qui est trop commun en Homœopathie. Une fois lancés
dans cette périlleuse voie de l'accroissement indéfini des
forces par la dynamisation, les Homœopathes en sont arrivés
à ne pouvoir se servir d'aucune de leurs préparations. Ils
ont été effrayés de la puissance redoutable que le moindre
mouvement pouvait imprimer à une substance déjà élevée
aux plus hautes dilutions. Aussi Gross recommande-t-il de ne
pas se servir des médicaments dispensés par les pharmaciens, même Homœopathes, car ceux-ci, par le déplacement
fréquent des flacons, dynamisent les préparations. Il a vu
les dernières dynamisations acquérir une telle énergie,

(1) *Organon,* § CCLXXXIV.

qu'aucun malade ne pouvait plus en supporter le plus petit globule.

Hahnemann dit aussi :

« Il est préférable d'imprégner en une seule fois les glo-
« bules (composés de sucre et d'amidon) auxquels on veut
« communiquer des vertus médicinales, plutôt que de les
« humecter chaque fois qu'on en a besoin, parce qu'alors on
« est obligé de pencher souvent le flacon renfermant la dilu-
« tion, ce qui porte le remède à un degré plus élevé de puis-
« sance, presque comme le feraient des secousses plusieurs
« fois répétées (1). »

Il défend expressément aux Médecins de porter leur pharmacie dans leur poche ; la marche, le mouvement du cheval,
celui de la voiture devant porter la puissance des remèdes
à un degré incroyable, *bien capable de foudroyer les malades.*

Tout cela passait comme les images d'une lanterne magi-
que, dit M. Griesselich (p. 263), encore une espèce d'ours
qui lance le pavé à la tête de ses amis.

Sans doute tout ceci est parfaitement absurde, mais malheureusement pour vous ce sont les conséquences les plus
légitimes de vos principes.

En vérité, mon cher ami, j'ai besoin d'être soutenu par le
devoir de tenir une parole donnée pour surmonter le dégoût
que j'éprouve à vous exposer de pareilles misères. C'est la
rougeur au front que j'ai lu dans les œuvres d'hommes qui
portent, comme nous, le titre de Médecin ces puérilités et
ces extravagances, dignes tout au plus de quelque échappé
de Bedlam ou de Charenton.

(3) Hahn., *Traité de Mat. méd. pure,* tome 1er, page 413.

Il résulte de tout ce que nous venons de voir sur la préparation des médicaments homœopathiques :

1° Que les dilutions avaient primitivement pour but de diminuer les doses, les forces du médicament, afin de prévenir l'aggravation de la maladie ;

2° Qu'à cette même époque les secousses étaient destinées à rendre plus intime le mélange du remède avec le liquide qui lui sert de véhicule ;

3° Et qu'aujourd'hui les secousses ou succussions ont pour effet de développer indéfiniment les forces du remède en le *spiritualisant* et en dégageant ses forces latentes.

A quoi l'on peut répondre :

1° Vos dilutions affaiblissent tellement le médicament qu'il ne conserve déjà plus d'action à la première dilution, et qu'à coup sûr il ne peut en avoir à la deuxième ; car on ne connaît pas de substance qui agisse sur nous à la dose de 0,0001 de goutte ou de grain ;

2° Vos secousses ne sauraient exalter l'action des remèdes, car il vous est impossible d'établir aucune différence d'action entre la deuxième dilution et celles qui la suivent, quel que soit le nombre de secousses qui leur ait été imprimé. Des secousses ne peuvent changer la nature d'un médicament et lui donner des propriétés curatives qu'il n'a pas. Toutes les propriétés du corps sont inhérentes à la matière, et leur énergie est toujours en raison directe de la quantité de celle-ci ;

3° En admettant, ce qui n'est pas, la valeur de vos secousses, quelle sera la somme de force que chaque dilution imprime au médicament ? Vous n'en savez rien ; et vous avez raison en cela, car le néant ne se mesure pas. Vous êtes donc absurdes en employant une force que vous ne connaissez pas, et de plus en contradiction avec vous-mêmes, car avec cette force ainsi exaltée vous allez indubitablement aggraver la maladie, tandis que vous aviez l'intention d'atténuer le remède pour prévenir cette aggravation. Vous ne saviez pas, convenez-en, ce que vous faisiez en diluant vos globules, et vous le savez bien moins encore en les dynamisant en aveugles.

Je termine ici ce que j'avais à vous dire sur les quatre propositions fondamentales qui constituent le corps de la Doctrine Homœopathique. Si la discussion à laquelle je me suis livré n'a pas toujours été intéressante, j'espère qu'elle a suffi pour vous permettre de bien apprécier le mérite de cette pauvre nouveauté. Pour compléter votre édification, il me reste à vous faire connaître le côté pratique de la méthode, et à vous parler du choix du remède, du choix de la dose et de l'administration de l'un et de l'autre. Mais avant d'aborder ces questions aussi curieuses et non moins pitoyables que celles que j'ai traitées, je désire vous dire un mot d'un livre qui a été écrit dans le but de laver l'Homœopathie du reproche d'absurdité que lui adresse tout homme un peu réfléchi, et qui n'est pas dénué du sens commun.

L'auteur des *Recherches Cliniques* sur le traitement de la Pneumonie et du Choléra, suivant la méthode de Hahnemann (1), est M. Tessier, renégat de la vieille École et Médecin des hôpitaux de Paris. A ce double titre je lui dois les honneurs d'une lettre particulière.

Montpezat, 16 Février 1855.

MANEC, D^r m. p.

(1) Paris, in-8", 1850.

DIX-HUITIÈME LETTRE.

A M. X...., élève en Médecine, à Paris.

Mon cher Ami,

Je vous écris aujourd'hui une lettre incidente pour essayer de réfuter un des colosses de l'Homœopathie qui a voulu défendre les pauvretés dont je vous entretiens depuis quelques jours. Je ne choisis pas mes adversaires, et ce n'est pas ma faute si jusqu'ici je n'ai eu à combattre que de mauvais logiciens ou de tristes radoteurs; c'est un motif pour ne pas reculer quand je me trouve en présence d'un homme de réputation et de talent comme M. Tessier. Ne pensez pas que je m'abuse sur l'étendue de mes forces, en abordant ainsi ce redoutable joûteur. Il me suffit de compter sur la bonté de notre cause et d'être bien convaincu que l'erreur ne saurait longtemps prévaloir contre la vérité, pour oser me mesurer avec lui. Comment ne pas croire que nous sommes dans la bonne voie quand nous marchons appuyés sur Hippocrate et sur Galien, et à la suite de cette glorieuse phalange où se pressent les Celse, les Arétée, les Avicenne, les Ambroise-Pairé, les Boerhaave, les Sydenham, les Sthal, les Haller, les Baillou, les Morgagni, les Bordeu, les Pinel, les Cabanis, les Bichat, les Franck et toutes les grandes illustrations médicales de ce siècle; tandis qu'on ne rencontre dans le camp opposé que des Ægidi, des Hirsch, des Helbig, des Héring, des Lux, des Mosthaff, des Trincks, des Paffer, des Kurtz, des Kopp, des Krestchmar, des Rau, des Rapou, des Rimbart, des Sachs, des Schmid, des Staph, des Schrœen, des Stieglitz, des Shuler, des Schneider, des Watzke, des Wulf, des Wolff, des Veith, des Werber, etc., etc.!! tous noms d'une grotesque étrangeté et bien dignes de l'obscurité profonde d'où les a tirés pour un jour leur cynique apostasie et la plus ridicule des excentricités!!!

M. Tessier, renégat de l'École de Paris et Médecin des hôpitaux de cette ville, est un homme de mérite puisqu'il est arrivé par son travail à la place qu'il occupe et qu'il écrit comme vous allez le voir. A peine sorti des bancs de l'École et entré au bureau central, M. Tessier, seul entre ses nombreux collègues, s'est séparé de ses Maîtres de la veille et a rompu avec les saines traditions du passé pour embrasser l'Homœopathie. — Est-ce par conviction? Est-ce par originalité? Est-ce par le désir de faire du bruit ou bien par suite de cette versatilité d'esprit qui porte certains hommes d'une jeunesse orageuse et débraillée à se jeter dans un mysticisme outré, quoique la raison ni la morale n'approuvent ces déplorables compensations? Je ne hasarderai à ce sujet aucune supposition, pour ne pas m'exposer à prêter à rire au valet de chambre de M. Tessier, qui en sait peut-être aussi long à ce sujet que celui de Sylla sur l'abdication de son maître. Quoi qu'il en soit, cet honorable confrère, fatigué sans doute du reproche d'absurdité que l'on adresse de tous côtés à la nouvelle Doctrine, a écrit un livre pour repousser cette épithète flétrissante (1).

M. le docteur Valleix a répondu à ce livre dans l'*Union Médicale* de 1850. Il a dû répondre victorieusement, car sa réponse n'a pas satisfait M. Rimbart, homœopathiste et élève de M. Tessier, ainsi qu'il a pris la peine de nous le dire dans un long plaidoyer inséré dans le *Journal de la Société Gallicane*, année 1850. Je vais tâcher d'être plus heureux que M. Valleix, en prouvant au Maître et à l'élève que leur Doctrine mérite bien la qualification dont ils se plaignent, et qu'elle est réellement une absurdité (2).

Voici l'argumentation apologétique de M. Tessier, condensée en trois à quatre pages avec un talent de dialecticien qu'on ne rencontre pas d'ordinaire chez les Homœopathes.

Après avoir énuméré quelques-unes des observations critiques faites contre l'Homœopathie, l'auteur continue ainsi :

« Toutes les objections se réduisent donc à une seule af-
« firmation ; l'*Homœopathie est une absurdité ;* le reste est de
« la déclamation pure ; c'est affaire de littérature désagréa-
« ble à l'usage des esprits vulgaires. »

J'en demande bien pardon à M. Tessier, mais je crois avoir prouvé, dans la série des lettres qui précèdent celle-ci, que la Doctrine homœopathique renferme une foule de préceptes contraires à la raison et au sens commun.

---

(1) *Recherches cliniques sur le Traitement de la Pneumonie et du Choléra, suivant la Méthode de Hahnemann.* — Paris, in-8°, 1850.

(2) Je n'ai pu lire la réponse de M. Valleix ; je crois qu'elle ne porte que sur la partie clinique de l'ouvrage de M. Tessier.

Il continue :

« La Doctrine de S. Hahnemann a la prétention de cons-
« tituer une réforme générale de la Thérapeutique ; donc
« elle doit donner une solution nouvelle des questions fon-
« damentales en Thérapeutique. Or, ces questions fonda-
« mentales sont :

« 1° La détermination scientifique des propriétés des
« agents extérieurs, appelés médicaments ;

« 2° La classification de ces agents,

« 3° La manière de poser les indications ;

« 4° La manière de remplir les indications posées. »

La Thérapeutique n'étant, en effet, autre chose que la
science des indications, des médications et de leur rapport,
il est évident que les quatre questions énoncées comprennent toute cette science. — Voyons ce qu'en dit M. Tessier :

1° *De la détermination scientifique des propriétés des agents
extérieurs, appelés médicaments.*

« La première condition pour arriver à la connaissance
« des vertus curatives des médicaments est donc la déter-
« mination des effets que chacun d'eux produit sur l'homme
« en santé. De là la nécessité d'expérimenter les médica-
« ments sur l'homme sain, pour en connaître les effets. Tel
« est le point de départ de Hahnemann : Je demande si ce
» qu'il y a de plus clair, de plus simple, de plus logique, de
« plus évident, peut être considéré comme une absurdité ?...
« Non ! (1) »

(*Suivent les préceptes de l'expérimentation.*)

Quels préceptes !... Rappelez-vous les lettres 10me et 11me.

1) Préface, pag. 7-8.

« Je demande encore une fois ce qu'il y a d'absurde dans
« ce travail herculéen de quarante années ?... Rien au con-
« traire ne me paraît plus scientifique, plus méthodique,
« plus digne du respect des Médecins sérieux. Qui avait ja-
« mais entrepris et mené à fin une pareille tâche ?... Il sied
« bien à nos maigres et chétifs observateurs de déclamer
« contre un si grand labeur ! »

Je réponds à M. Tessier :

Je me méfie des exclamations hyperboliques et je n'aime
pas en Médecine les esprits trop prompts à s'enflammer.
Vous m'êtes donc suspect par ce double motif, Monsieur,
et je ne sais plus que penser de votre goût et de votre jugement, quand je vous vois prodiguer les expressions d'une
louange un peu trop exagérée en faveur de la matière médicale de votre Maître ; de cette compilation fastidieuse de
symptômes si étranges et si étrangers les uns aux autres ;
cet amas de rapsodies d'une nullité si désolante ! (1)

Quant à la première condition à remplir pour connaître
les vertus curatives des médicaments, c'est de les essayer
sur l'homme malade, comme la raison l'indique et comme
l'a prouvé l'expérience de tous les temps, et non sur l'homme
en santé, comme l'a rêvé Hahnemann. Que demandons-
nous à un médicament ? C'est bien évidemment de guérir.
Comment découvrir cette propriété curative si ce n'est en
essayant le remède contre les maladies ? Sans doute l'expérience physiologique nous met souvent sur la voie ; elle peut
nous montrer les écueils qu'il faut éviter ; mais c'est l'*usus
in morbis* qui nous éclaire définitivement sur les vertus curatives des médicaments. Qui nous apprendra l'action toxique
du soufre contre l'*acarus* de la gale, celle des anthelminti-

____

(1) Voyez les Lettres 11ᵐᵉ à 14ᵐᵉ.

ques contre les vers intestinaux, etc., etc., si nous n'essayons ces substances que sur des sujets en bonne santé? — Cette prétention de Hahnemann que rien ne justifie est donc une absurdité.

2° *La classification des médicaments.*

Ici M. Tessier blâme les anciennes classifications et il loue celle de Hahnemann. — C'est affaire de goût.

Sans doute Hahnemann n'a pas tort de critiquer les classifications faites jusqu'à ce jour ; elles sont toutes plus ou moins défectueuses ; car il n'est pas possible de classer avec quelque rigueur en genres et en espèces des substances qui diffèrent toujours sur beaucoup de points les unes des autres ; heureusement ce n'est là qu'une partie très accessoire de la matière médicale, et le temps n'est plus où les Médecins croyaient voir dans les médicaments les propriétés assignées à la classe dans laquelle on les avait placés. Mais l'ordre alphabétique adopté par Hahnemann n'est pas une classification, et cette marche ne saurait être d'aucune utilité en Thérapeutique. — C'est donc une niaiserie si ce n'est une absurdité.

3° *De la manière de poser les indications, d'après Hahnemann.*

« La Médecine des indications est la Médecine tradition-
« nelle, celle de tous les grands Médecins, de tous les temps
« et de tous les pays. Hahnemann pose comme indication
« l'ensemble des symptômes que présente la maladie. On
« peut reprocher à cette méthode d'être absolue et en même
« temps incomplète ; on ne peut la taxer d'absurdité. »

Quel homme êtes-vous donc, Monsieur? — Vous convenez que l'indication posée par Hahnemann est trop abso-

lue et en même temps incomplète! — Vous dites ailleurs
que toutes ses erreurs lui viennent de l'Hippocratisme qui,
« en supposant que la maladie est toujours la réaction de la
« vie contre un ennemi déposé au sein de l'organisme,
« force l'esprit à chercher cet ennemi et le pousse vers une
« étiologie fabuleuse. »

Et plus loin :

« .... Il faut, comme le bon sens traditionnel l'indique,
« comme le principe de l'essentialité des maladies l'ordonne,
« tenir compte de la maladie et du malade. L'indication re-
« pose sur l'état du malade constaté avec toutes les ressour-
« ces de la *nosographie*, de l'*étiologie*, de la *séméïotique* et de
« l'*anatomie pathologique* (1). »

Vous parlez ici en homme qui sait apprécier toute l'importance de la tradition et qui n'a pas encore oublié les
leçons de ses Maîtres. Tout ce que vous dites est parfaitement exact; il est incontestable qu'un traitement rationnel
se déduit de la nature de la maladie, de ses causes, de ses
signes et des altérations de nos tissus qu'elle peut avoir oc-
casionnées. Mais Hahnemann a donc tort de dire tout le
contraire et de n'établir son indication que sur les symptômes seuls. Il déraisonne quand il dit que l'Homœopathiste
ne se règle ni sur les prétendues causes de maladies, ni
sur leur nature; mais qu'à chaque collection de symptômes
constituant une maladie, il oppose un groupe de symptômes médicinaux aussi semblable qu'il lui est possible d'en
trouver un. Il ne considère ainsi, et encore imparfaitement,
que l'un des quatre côtés de la question; sa méthode est
donc absurde, puisqu'elle ne peut donner ce qu'on lui demande.

(1) Pag. 283-84,

4° *De la manière de remplir les indications posées, d'après Hahnemann.*

« Pour remplir une indication, il faut avoir établi un lien
« entre l'indication et la médication ; ensuite on doit pro-
« céder à l'application du moyen thérapeutique indiqué.

« Hahnemann a été conduit par l'expérience à établir une
« formule générale de rapports : *Similia similibus curantur.* »

Ce n'est pas l'expérience qui lui a appris sa méthode ; il
ne connaissait alors que les doses ordinaires des médicaments, et les *semblables* administrés ainsi ne pouvaient qu'aggraver le mal ; il l'a conçue *à priori* et il a ensuite faussé les
faits pour les plier à sa théorie.

« Il a observé ensuite que les médicaments homœopathi-
« ques, administrés aux doses ordinaires, déterminaient des
« aggravations plus ou moins dangereuses. L'expérience l'a
« conduit progressivement à administrer des doses infini-
« tésimales.
« Je ne vois dans tout cela rien d'absurde ! »

Il faut croire que les mots n'ont pas pour nous deux la
même signification. *Absurde* s'entend de ce qui est contraire
à la raison. Or, est-il raisonnable de croire qu'une maladie
sera guérie par une autre maladie semblable et attaquant
les mêmes parties ?... Quand je me serai donné une franche
inflammation gastro-intestinale par des excès de régime, en
serai-je délivré par de nouveaux excès, alors même que je
changerai la nature des ingesta ?... Evidemment, non ! je ne
ferai par là qu'augmenter mon mal, et il est absurde d'affirmer le contraire, quand l'expérience de chaque jour vient
confirmer cette vérité.

Hahnemann s'en est aperçu lui-même, dites-vous, puisqu'il voyait les doses ordinaires des médicaments détermi-

ner des aggravations plus ou moins dangereuses. Il fut conduit par l'expérience aux doses infinitésimales, c'est-à-dire au nihilisme du remède, car il n'y a déjà plus de traces de matière dans vos hautes dilutions, et partant plus d'action médicamenteuse. — « Il serait contraire, à toute philoso-« phie, a dit votre confrère Perry (1), d'admettre une sépa-« ration impossible entre la *matière* et la *force*, ou de rêver « la transformation de la matière en *esprit*. » — Ce qui revient à dire que l'action ou la force est inséparable de la matière, et que son énergie est en raison directe de la quantité de celle-ci.

Les doses infinitésimales, sans trace matérielle de médicament, restent donc une absurdité !

Ainsi, malgré vos réponses aux quatre questions fondamentales en Thérapeutique, la 1re, la 3e et la 4e solutions données par Hahnemann sont bien des absurdités ; la 2me est une simple niaiserie, sinon une absurdité. Donc, la Doctrine homœopathique, qui repose en entier sur ces solutions, qui en est la synthèse, n'est elle-même qu'une monstrueuse absurdité ! ! !

Montpezat, 23 Février 1855.

MANEC, D^r m. p.

(1) Perry, *Journal de la Société Gallicane*, 1850, pag. 702 à 704.

DIX-NEUVIÈME LETTRE.

A M. X...., élève en Médecine, à Paris.

Mon cher Ami,

Après avoir épuisé en vain ses meilleurs arguments pour
écarter de l'Homœopathie l'accusation d'absurdité, M. Tessier fait un dernier effort, et il en appelle aux faits cliniques, à l'expérience. Il nous présente à l'appui de sa thèse
une série d'observations de cas de Pneumonie et de Choléra
traités par la méthode Homœopathique. Ce choix peut être
fort adroit, mais s'il prouve l'habileté de l'Homœopathe, ces
exemples de guérisons ne prouvent rien en faveur de la nouvelle Doctrine.

Il n'est pas nécessaire, pour la démonstration de ce que

j'avance, d'examiner une à une les observations de M. Tessier, de les analyser et d'en contester la valeur ou l'exactitude ; il suffira de quelques réflexions générales sur les deux maladies qui ont fourni ces observations.

Le Choléra ne nous est encore connu ni dans sa nature ni dans ses causes ; le traitement rationnel que nous voudrions déduire de cette double source ne pourrait être fondé que sur des hypothèses plus ou moins spécieuses ; jusqu'à ce jour, le traitement qui a le mieux réussi est assez varié, et il se trouve principalement basé sur les symptômes de cette affection protéiforme. En théorie, rien ne prouve que le principe des *semblables* ait dans cette maladie une supériorité d'action que nous ne lui reconnaissons dans aucune autre. En fait, il faut bien croire que cette méthode ne guérit pas mieux que les autres, puisque M. Tessier, malgré ses prétendus succès, n'a pu convaincre ses collègues du même hôpital, et que tout récemment les Homœopathes de Marseille, de Toulouse et de Bordeaux, ont éprouvé les plus grands mécomptes.

Il doit en avoir été de même dans toutes les parties de la France, car on ne voit figurer nulle part le nom d'un Homœopathe parmi ceux dont le gouvernement vient de récompenser les services et le dévoûment pendant la dernière épidémie du Choléra. Exclusion honteuse et bien significative de la part d'une autorité dont la sollicitude éclairée s'est montrée d'une prévoyance si active pendant ces jours de malheur, et reconnaissante après le danger. — Aucun de ces grands hâbleurs, pas même M. Chargé, qui cependant a guéri quatre-vingts malades sur quatre-vingts : Aucun n'a reçu la plus petite marque de distinction. Que faut-il de plus au public trop confiant pour être édifié sur les chimères de l'Homœopathie et sur les assertions et les promesses mensongères des Homœopathes ?

Ainsi donc, en pratique comme en théorie, le traitement

du Choléra est un argument sans valeur pour l'Homœopathie. Voyons la Pneumonie :

La Pneumonie est une des maladies les mieux connues, l'une de celles dont le mécanisme est le plus facile à saisir. Le plus souvent la forme simple de cette maladie est le résultat d'un refroidissement subit, lorsque le corps est en sueur. La brusque impression du froid crispe la peau, en resserre les pores dilatés, et répercute vers l'intérieur la transpiration cutanée qu'une sorte de mouvement expansif poussait du centre vers la circonférence. En même temps l'air inspiré produit un effet à peu près analogue dans les poumons ; les capillaires se resserrent, la circulation s'y embarrasse, tandis que les artères pulmonaires leur envoient une plus grande quantité de sang qui reflue de la circonférence vers l'intérieur ; de là, stase de ce fluide et engorgement sanguin du tissu pulmonaire. Voilà la Pneumonie simple (1).

Quel sera le rôle du Médecin en pareil cas ? Ce sera évidemment de rappeler la chaleur à la peau, en plaçant le malade dans un lit chaud et en l'entourant d'une douce température. Si la transpiration se rétablit abondante, le poumon se dégorge par un mouvement inverse de celui qui l'a fluxionné, et le malade guérit. Il guérit plus facilement encore, si le Médecin lui fait prendre une boisson légèrement diaphorétique, et s'il a la précaution de lui faire une ou deux

(1) Les Médecins comprendront que cette explication toute mécanique de la formation de la Pneumonie ne s'adresse qu'aux gens du monde. Je n'avais pas à faire ici un Traité sur cette maladie, pour être obligé d'énumérer toutes les causes qui y prédisposent ou qui peuvent l'occasionner. De même je n'ai pas tenu compte de la lésion vitale du poumon. J'ai supposé le cas le plus simple celui où la lésion vitale est consécutive à l'afflux sanguin, et dans lequel cette vitalité de tissus, comprimée pour ainsi dire par l'engorgement, se dégage à mesure que celui-ci disparaît. Ce sont ces sortes de cas qui guérissent sans la médecine.

saignées pour diminuer la masse du sang, et partant aussi la quantité de celui qui traverse dans un temps donné l'organe malade, ce qui donne à celui-ci un peu de repos, circonstance toujours favorable à la guérison.

Ainsi, la Pneumonie simple, la plus commune de toutes, peut guérir souvent à l'aide de quelques soins hygiéniques que prescrivent tous les Médecins, les Homœopathes comme les autres. Les statistiques sur cette maladie fournissent un nombre de guérisons à peu près égal, quel que soit le mode de traitement qu'on ait adopté : La méthode expectante aurait même donné à quelques Médecins un nombre de guérisons un peu plus considérable que le traitement par les saignées ou par le tartre stibié (1).

Il ne faut pas s'étonner dès lors si l'Homœopathie, qui n'est autre chose que la Médecine expectante, accompagnée de charlatanisme, semble obtenir des succès dans la Pneumonie. Ces succès seraient survenus sans son concours. Ils sont dus aux efforts de la nature, cette providence intérieure, comme l'appelle Broussais, ou aux soins hygiéniques rappelés plus haut, qui ne sont autre chose que de la véritable et bonne Médecine Allopathique. Les guérisons de M. Tessier ne sauraient donc prouver l'efficacité de l'Homœopathie contre la Pneumonie.

Pour tirer de ces observations des conclusions légitimes et favorables à l'Homœopathie, il aurait fallu faire établir le diagnostic des malades par des médecins compétents ; choi-

---

(1) Le docteur Dietl, de Vienne, dit avoir obtenu quelques guérisons de Pneumonies de plus par l'expectation, que par une médecine active, à peu près autant qu'en obtenait un Homœopathe à côté de lui. Les observations de cette nature prouvent contre l'abus de la statistique en médecine. Il resterait à établir dans quelle catégorie il faudrait ranger les unes et les autres de ces Pneumonies. La Pneumonie qui provient de la respiration d'un air vicié chez un sujet débile, ne guérit ni aussi facilement ni aussi vite que celle qui est le résultat d'un refroidissement subit chez un homme robuste.

sir parmi les sujets d'expérience des cas bien tranchés, bien
graves, de ceux qui en général ne guérissent pas sans le secours de la Médecine ; et montrer ensuite ces mêmes sujets
revenant peu à peu à la santé, et enfin complètement guéris
sous l'influence des globules homœopathiques seuls. Or,
c'est ce qui n'a jamais été fait, pas plus par M. Tessier que
par tout autre Homœopathe ; ils se sont bornés à nous montrer des malades après leur guérison, de telle sorte qu'il a
toujours été permis de conserver des doutes sur la gravité
de la maladie ou sur la pureté du traitement. Le doute nous
est même commandé ici par les assertions incroyables dont
les Homœopathes se montrent en tout si peu avares, et par
cette tendance bien connue qui porte les hommes à système
à torturer et à dénaturer les faits pour les faire tourner au
profit de leurs idées favorites.

M. Tessier n'a donc pu démontrer, ni par son argumentation, ni par ses faits cliniques, que l'Homœopathie n'était
pas une absurdité.

Cette dernière vérité va ressortir encore d'une manière
plus évidente de ce qui me reste à vous dire sur la Doctrine
de Hahnemann.

DU CHOIX DU REMÈDE.

Nous n'en avons pas fini avec les paralogismes des Homœopathes ; sous ce rapport ils sont d'une fécondité inépuisable, comme dans la multiplication des médicaments.
Il s'agit maintenant de poser des règles pour le choix du remède ; c'est l'application de la méthode à la cure des maladies, c'est donc le point capital de l'Homœopathie comme
celui de toute doctrine médicale. Rien de plus facile, au dire
des Homœopathes ; il ne faut que trouver le remède dont les
symptômes pathogénétiques se rapprochent le plus possible
de la totalité des symptômes qui caractérisent la maladie,

qui la constituent. Pour guérir *tutò*, *citò* et *jucundè*, le simple *simile* ne suffit pas : il faudrait le *simillimum*. Ce remède homœopathique par excellence, serait celui dont les symptômes couvriraient ceux de la maladie aussi exactement qu'un triangle en couvre un autre qui lui est équilatéral. Malheureusement ce phénix n'a pas encore été découvert ; mais on est sur la voie, grâce à l'expérience pure.

L'expérience ordinaire, celle des bons esprits, cette expérience qui nous apporte lentement un complément nécessaire à toute éducation médicale, en ajoutant chaque jour à ļa somme de nos connaissances ; cette expérience, qui fait du Médecin assez heureux pour posséder le don de l'observation, un praticien si supérieur et si précieux au lit du malade, cette expérience est plutôt nuisible qu'utile en Homœopathie. Voici pourquoi : Comme on ne rencontre jamais deux cas de maladie parfaitement indentiques, il est inutile de charger sa mémoire d'une foule d'observations de maladies pour les comparer ensuite avec les cas qui peuvent se présenter et chercher à établir entre eux des analogies impossibles ; il est même bon de dépouiller son esprit de ces souvenirs embarrassants, pour ne s'occuper que de la maladie que l'on a sous les yeux. Après avoir étudié les symptômes de cette maladie, et s'en être fait une image fidèle, on doit chercher dans sa mémoire ou bien dans une espèce de barême où seraient inscrits les effets des médicaments, un tableau de leurs symptômes semblable à celui de la maladie que l'on a à traiter. A cet effet, le Médecin qui aura la mémoire la plus heureuse, la plus fraîche, et c'est presque toujours le plus jeune, aura l'avantage sur ceux qui ont blanchi dans la pratique. — C'est le contraire de ce qu'enseigne le bon sens, c'est le contraire de ce qui arrive chaque jour !........ C'est toujours comme cela en Homœopathie !

Le succès dépend nécessairement du bon choix du remède,

et l'on ne saurait apporter trop d'attention à un acte si important.

Vous vous rappelez la série interminable de symptômes ou de prétendus symptômes que chaque substance essayée sur l'homme sain est sensée avoir fourni aux expérimentateurs Homœopathistes. La plupart de ces symptômes ne paraissent pas avoir une bien grande importance ; beaucoup d'entre eux ont une origine fort suspecte ou du moins très problématique ; quoi qu'il en soit de leur valeur et de leur étiologie, il ne faut pas moins les classer soigneusement dans sa mémoire, et les retenir selon l'ordre de leur manifestation, de leur fréquence, de leur durée, etc., car tout cela est de l'individuel. On a ainsi l'une des deux égalités du problème homœopathique.

La seconde égalité consiste dans le tableau de la maladie que l'on a sous les yeux.

Ce tableau, dit Wolf, d'accord ici avec tous les Homœopathes, « comprend la totalité des symptômes, toute leur his-
« toire, la marche de leur développement ; ce ne sont pas
« seulement les phénomènes appréciables au Médecin et
« sensibles au malade qui forment cet ensemble, mais encore
« les symptômes antécédents, temporaires, alternants et
« ceux qui se manifestent sous les formes les plus va-
« riées. »

L'établissement de l'équation, ainsi entendue, doit présenter de graves difficultés, et je ne suis pas surpris que M. Griesselich ait dit :

« Pour saisir toutes ces particularités, il faut que le Mé-
« decin ait beaucoup de sagacité et un grand talent d'ob-
« servation, qu'il note exactement chaque jour les phéno-
« mènes que présentent les cas compliqués, de manière à
« avoir toujours présent à son esprit le tableau de la mala-

« die avec toutes ses modifications successives. La mémoire
« seule ne suffit pas (1). »

Je le crois sans peine.

En effet, retenir les seize à dix-huit cents symptômes d'un
médicament et en faire ensuite une application rigoureuse
dans un cas donné de maladie, est encore un tour de force
qui n'est pas à la portée de tous les esprits. Aussi les vrais
Homœopathes sont-ils extrêmement rares, et si rares qu'ils
seront bientôt un objet de curiosité. Ce grand effort de mémoire n'est pas la seule difficulté à surmonter pour arriver
à la découverte du *simile;* il y a ici un écueil grave à éviter.
Il ne faudrait pas (en théorie s'entend) que le médicament
choisi présentât un nombre de symptômes beaucoup plus
considérable que celui de la maladie elle-même, qu'il la
débordât trop, pour ne pas dépasser le but qu'on se propose d'atteindre. Il est vrai que Hahnemann a dit :

« Un médicament homœopathique éteint tranquillement
« la maladie aiguë qui lui est analogue, sans manifester ses
« autres symptômes non homœopathiques (2). » -

Ce serait assurément fort commode et très rassurant;
mais Hahnemann dit plus loin :

« Si le médicament opère sur une maladie à laquelle il
« n'est analogue qu'en partie, il provoquera des maux ac-
« cessoires, c'est-à-dire des accidents appartenant à ses
« propres symptômes (3). »

C'est bien autre chose que ce que nous venons de voir ! Il

(1) Griesselich, *Man.,* p. 239.
(2) *Organon*, § CLI.
(3) *Organon*, § CLXXVIII.

en résulte qu'en prenant un atome d'un médicament homœopathique pour se délivrer d'une légère incommodité on s'expose à tomber les dents, les cheveux, à gagner l'asthme, la
phthisie ou quelque cancer (1)! Il est vrai que notre auteur
ajoute pour consolation :

« Ces accidents sont également des symptômes propres à
« la maladie elle-même, *dont le malade ne s'était pas aperçu*
« jusqu'à ce moment, ou qu'il n'avait encore éprouvés que
« rarement, et qui ne font alors que se développer à un plus
« haut degré. »

Je vous le demande, où se trouve la vérité au milieu de
ces assertions contradictoires ? Si je couvre le groupe variable de huit à dix symptômes que nous appelons grippe avec
une goutte de la trentième dilution de teinture de Belladone,
qui doit produire « en tout temps et d'une manière absolue »
1,440 symptômes, que deviendront les 1,430 ou 1,432 symptômes surabondants ? Ces symptômes se manifesteront-ils,
oui ou non ?..... Et dans le cas de l'affirmative, *les gestes de
charlatan, les chants ridicules, les ris, les promenades en tenue
peu sévère,* et autres gentillesses que produit la Belladone,
seront-elles bien réellement des symptômes de la maladie ?

Je livre ces observations, ainsi que les deux passages de
l'*Organon* qui les ont suggérées aux méditations de M. Tessier, et je lui demande de me répondre, la main sur la conscience, si ce ne sont pas là des absurdités ?

Montpezat, 2 Mars 1855.

MANEC, D^r m. p.

(1) Ces symptômes pathogénétiques figurent parmi les effets de plusieurs
médicaments de la *Mat. méd. Homœopathique.*

VINGTIÈME LETTRE.

A M. X...., élève en Médecine, à Paris.

MON CHER AMI,

« Dans le choix du remède l'Homœopathiste ne se règle ni
« sur les *prétendues causes* des maladies, ni sur leur nature ;
« mais à chaque collection de symptômes constituant une
« maladie, il oppose un groupe de symptômes médicinaux
« aussi semblable qu'il lui est possible de le trouver (1). »

Le choix du remède est dès lors un acte purement empirique, nous dit Hahnemann ; comparer l'ensemble des symp-

---

(1) *Organon,* pag. 415. — Je dois dire ici que M. Tessier n'approuve pas
cette absurdité ; aussi les purs le considèrent-ils comme un schismatique.

tômes pathogénétiques avec le relevé des symptômes de la
maladie, voilà le seul procédé susceptible de nous faire découvrir le *simile*. Il défend expressément de raisonner dans
cette opération, car il craint, dit-il, tous les travers de l'i-
magination ; il faut se borner à collationner. Eh bien ! ce
procédé, en apparence si simple, est d'une application fort
difficile, et il faut beaucoup de sagacité et un grand talent
d'observation pour faire cette collation de symptômes, nous
dit Griesselich. Il ne suffit pas, comme le dit Pétersen, de
couvrir le plus grand nombre de symptômes de la maladie
par ceux du médicament, ce qui serait fort aisé, grâce à la richesse de la symptômatologie de la matière médicale pure ;
mais il convient d'avoir égard à la *qualité* plutôt qu'à la
quantité des symptômes. En d'autres termes, parmi les symptômes propres à un médicament, il importe de faire un
choix et de ne retenir que les *caractéristiques ;* on fait ensuite une semblable opération sur les symptômes de la maladie, et il suffit de couvrir ces symptômes caractéristiques
par les caractéristiques du médicament. Enfin, *à la rigueur*,
il ne serait pas mal d'avoir aussi un peu égard à la cause et
à la nature de la maladie, dit Hahnemann lui-même, en
parlant des maladies miasmatiques, sans se donner la peine
de concilier ce précepte avec celui de la page 415, où il défend expressément de ne prendre en considération ni l'une
ni l'autre dans le choix du remède.

Rau veut aussi qu'on établisse le choix du remède sur
l'importance des symptômes et non machinalement sur leur
analogie. Tout cela rend le choix du *simile* assez difficile, ce
qui ne vous étonnera pas, quand vous saurez qu'il ne peut
y avoir qu'un *simile* pour chaque maladie, d'après la loi de
l'individualité. Comme je vous l'ai déjà dit, on cherche encore le *simile* pour le plus grand nombre de maladies. Il
paraît même que ce sera longtemps le pendant de la pierre
philosophale. C'est bien dommage, car si on a le bonheur

d'y mettre la main dessus, « on le voit agir, pour ainsi dire,
« avec la rapidité de l'éclair (1). »

En l'absence du véritable *simile,* comme il faut faire aller
la clientèle, les Homœopathes traitent leurs malades avec
des à peu près, ce qui n'en guérit pas moins, assurent-ils,
tant est grande l'excellence de leur méthode. Il est fort peu
de maladies, vous le savez, qui offrent à l'observateur au-
delà d'une quarantaine de symptômes, et beaucoup d'affections simples en présentent un nombre bien inférieur à
celui-là ; il en résulte que les quinze à dix-huit cents symptômes d'un médicament seront propres à couvrir les symptômes de plusieurs maladies, comme la grande voile d'un
navire pourrait couvrir plusieurs mouchoirs. Le même médicament devient ainsi le *simile* d'une foule de maladies, ce
qui est fort commode, surtout s'il se bornait à les anéantir
tranquillement sans manifester ses autres symptômes non
homœopathiques, comme le prétend Hahnemann (§ CLI).
Les médicaments de cette nature sont au nombre de vingt-
quatre ; on les appelle polychrestes parce qu'ils servent à
plusieurs usages. D'autres, au nombre de trente-six, ne
sont que des demi-polychrestes. Ce sont des espèces de
selles à tous chevaux, propres à une foule de maladies, ce
qui simplifie singulièrement la pratique de l'Homœopathie.
Je vais vous en donner une bonne preuve :

Je prends au hasard quatre médicaments polychrestes :
la *Belladone,* le *Soufre,* le *Lachésis* et le *Lycopode.* La première de ces substances est le spécifique, le *simile* de 191
affections différentes ; le *Soufre,* celui de 222 ; le *Lachésis,*
de 132 ; et le *Lycopode,* de 113. Malgré le rang modeste
qu'occupe ici le Lycopode, il doit être étonné de se trouver
en pareille compagnie, et vous ne le serez pas moins en

(1) Griesselich, *Manuel,* pag. 237, lig. 3-4.

apprenant les cas pathologiques dont il peut être le *simile*, le moyen curatif qui fera disparaître le mal avec la rapidité de l'éclair, selon M. Griesselich.

Avant de vous faire la longue énumération de ces états morbides, il ne doit pas être inutile de vous rappeler les usages ordinaires du Lycopode, afin que vous puissiez comparer ce qu'enseigne la Médecine rationnelle avec les rêveries des Homœopathes :

« *Lycopodium clavatum*. Cette poudre qu'on recueille en « Suisse et en Allemagne est employée pour sécher les exco- « riations que se font les personnes grasses ; chez les enfants « après les frottements trop prolongés ou qui sont dus au « contact de liquides âcres. Helwich, d'après Murray, a « étendu cet usage aux ulcères serpigineux.

« En Pologne on en saupoudre les cheveux pliqués. A « l'intérieur on a donné le Lycopode contre le rhumatisme, « la rétention d'urine, la néphrite, l'épilepsie ; il passait « pour antispasmodique dans les maladies du poumon. Dans « une partie de l'Allemagne on le conseille contre la rage. « On a attribué à cette plante une action vomitive que l'ex- « périence n'a pas confirmée.

« Le plus grand usage de la poudre de Lycopode a lieu « pour les pièces d'artifices, dans les spectacles pour imiter « les éclairs, etc. ; on s'en sert encore pour rouler les pi- « lules (1). »

Vous savez qu'il n'est jamais question du Lycopode dans nos hôpitaux, et que son usage intérieur est à peu près abandonné. En Homœopathie, c'est autre chose, le Lyco- pode peut être employé avec le plus grand succès dans les

(1) Mérat et Delens, *Dictionnaire universel de Mat. médic. et Thérapeut.* tom. IV, p. 166.

affections suivantes. — Je copie le *Manuel thérapeutique* de M. Jahr en suivant sa classification nosologique, quelque mauvaise qu'elle soit.

(Les maladies dénommées ci-après en caractères *italiques*, et qui réclament également l'usage du Lycopode, sont extraites de la Thérapeutique homœopathique d'Hartmann, qui a étendu un peu la sphère d'action de ce précieux médicament.)

AFFECTIONS GÉNÉRALES. — Anémie, Anévrismes, Souffrances par l'abus du café, Souffrances par suite d'affections morales, Affections des glandes, Hémorrhagies, Ivrognerie (suite de l'), Maladies des membranes muqueuses, Ostéite, Polypes, Polysarcie, Rachitisme, Refroidissement, Rhumatismes, Scrofules, Spasmes, la *Convalescence du Choléra*, la *Gale dénaturée*, l'*Anasarque*, la *Chlorose*, les *Sueurs excessives*, l'*Epilepsie;*

MALADIES DE LA PEAU. — Charbon, Engelures, Érysipèle, Fongus, Furoncle, Gale, Herpès, Empétigo, Intertrigo, Lésions mécaniques, Lichen, Pemphigus, Prurigo, Psoriasis, Rhagades, Suppurations, Sycose, Syphilis, Taches, Tumeurs, Ulcères, Urticaire, Verrues, *Variole, Varioloïde, Scarlatine;*

SOMMEIL. — Insomnie, Somnolence;

AFFECTIONS FÉBRILES. — Les Fièvres hectique, inflammatoire, typhoïde et *intermittente;*

AFFECTIONS MENTALES. — La Manie et la Mélancolie;

AFFECTIONS DE LA TÊTE. — Alopécie, Céphalalgie, Plique, Teigne, Vertiges;

AFFECTIONS DES YEUX. — L'Amblyopie, la Blépharite, le Fongus-hœmatode, l'Ophthalmie, l'Orgelet, la Presbyopie;

AFFECTIONS DES OREILLES. — Le Bourdonnement, les Dartres, la Dysécie, l'Otorrhée;

AFFECTIONS DU NEZ. — L'Anosmie, le Coryza, l'Ozène, l'*Épistaxis;*

Affections de la face. — Les Croûtes de lait, les Dartres, les Névralgies, le *Cancer de la face ;*

Affections des dents. — La Carie, l'Odontalgie ;

Affections de la bouche. — La Glossite, les Hémorrhagies buccales, le Ptyalisme, les Défauts de la parole ;

Affections de la gorge. — L'Amygdalite, l'Angine ;

Affections de l'estomac. — L'Anorexiè, la Boulimie, la Dyspepsie, la Gastralgie, les Gastroses, le Hoquet, la Pituite, le Pyrosis, le Squirrhe, les Vomissements, l'*Hématémèse,* le *Cancer ;*

Affections de l'abdomen. — L'Ascite, les Coliques, les Flatuosités, l'Hépatite, la Tympanite, la Chute du Rectum, la Constipation, la *Splénite,* les *Congestions abdominales ;*

Affections des voies urinaires. — L'Hématurie, l'Ischurie, la Néphrite, les rétrécissements de l'Urètre, la *Cystite,* l'*Incontinence d'Urine,* les *Spasmes de la Vessie ;*

Affections des parties viriles. — L'impuissance, l'Orchite, la Lascivité, le Sarcocèle, la *Gonorrhée syphilitique,* la *Balanite syphilitique ;*

Affections des femmes. — L'Allaitement, l'Aménorrhée, l'Avortement, la Chlorose, la suite des Couches, la Grossesse, les Gerçures du mamelon, l'*Alba dolens,* la *Mastite,* la *Leucorrhée,* la *Métrorrhagie,* le *Cancer du sein ;*

Maladies des enfants. — L'Excoriation, la Gastrose ;

Maladies du larynx. — Le Catarrhe bronchique, la Toux ;

Maladies de la poitrine. — L'Asthme spasmodique, l'Hémoptysie, la Phthisie, le Goître, la *Pneumonie aiguë,* l'*Hydrothorax,* l'*Asthme de Millar ;*

Enfin, la Goutte aux mains, la Claudication, l'OEdème des pieds, les Tumeurs blanches, les Ulcères aux jambes, la *Sciatique,* les *Ulcères des pieds,* les *Hémorrhoïdes,* et bien d'autres choses encore que je puis avoir oubliées.

Remarquons en passant le peu d'accord qui existe entre les Thérapeutistes Homœopathiques, ou plutôt constatons

une fois de plus qu'en opérant dans le vide, avec des médicaments qui n'existent que de nom, il n'est guère possible
qu'ils se rencontrent dans leurs rêveries. Nous en trouvons
la preuve dans les quatre médicaments polychrestes dénom-
més plus haut, et il existe à leur sujet une divergence d'o-
pinion assez notable entre M. Jahr et Hartmann. Tandis que
le premier de ces auteurs trouve la Belladone indiquée dans
cent quatre-vingt-onze maladies, le second ne la conseille
que dans cent vingt-une. Le soufre n'est utile que dans cent
seize affections, selon Hartmann; il l'est dans deux cent
vingt-deux d'après M. Jahr. Le Lycopode n'est conseillé que
dans soixante-deux cas par Hartmann, et dans cent treize
par M. Jahr. Enfin pour le Lachésis, l'écart est plus considérable encore : Hartmann ne le conseille que dans treize états
morbides, et M. Jahr dans cent trente-deux ! Notons encore
que sur les soixante-deux indications de l'emploi du Lycopode
fournies par Hartmann, il n'y a que vingt-huit cas morbides
dans lesquels il se trouve d'accord avec M. Jahr ! — C'est ce
que les Homœopathes appellent l'unité de leur Doctrine !...
Cela ne fait-il pas pitié ?

Revenons au Lycopode.

Veuillez faire un peu attention à la valeur, à l'étendue de
la plupart des dénominations générales de maladies que
vous venez de lire, telles que : Affections de glandes, Maladies des membranes muqueuses, Suites de couches, etc., et
vous comprendrez que le Lycopode est employé par les Homœopathistes dans les neuf dixièmes des maladies qui affligent l'humanité.

Si nous sortons un instant des généralités pour entrer
dans le détail de la pratique, nous voyons les indications
de l'usage du Lycopode se multiplier à l'infini. Ainsi, pour
ne citer qu'un exemple, nous trouvons que dans le sommeil
cette substance si inoffensive est indiquée dans quarante-

une conditions différentes, à savoir : contre les Bâillements avortés ; les Bâillements fréquents ; le Sommeil tardif ; le Sommeil sur le dos ; l'Impossibilité de rester sur le côté gauche ; le Réveil fréquent ; les Réveils en sursaut ; le Sommeil agité ; le Sommeil anxieux ; le Sommeil non réparateur ; la Propension au sommeil ; l'Agitation dans le corps ; la Propension au sommeil le soir ; le Cauchemar ; les Palpitations du cœur ; les Convulsions ; les Cris en dormant ; les Douleurs en général ; les Douleurs à l'estomac ; les Gémissements ; l'Affluence des idées ; la Jactation ; les Douleurs ostéocopes ; les Paroles en dormant ; les Pleurs en dormant ; la Surexcitation nerveuse ; les Sursauts ; le Mal à la tête ; les Tressaillements ; les Rêves abondants ; les Rêves des affaires du jour ; les Rêves d'animaux ; les Rêves anxieux ; les Rêves effroyables ; les Rêves embrouillés ; les Rêves fantastiques ; les Rêves de meurtre ; les Rêves tristes ; les Rêves vifs ; les Rêves amoureux (1).

Vous le voyez, dans presque toutes les maladies que faut-il ?..... Le Lycopode, encore le Lycopode, et toujours le Lycopde !......

Vous êtes faible ? prenez un atome de Lycopode !

Vous êtes perclus de douleurs ? prenez du Lycopode !

Syphilitique ? prenez du Lycopode !

Fébricitant ? prenez du Lycopode !

Vous êtes chauve ? quittez votre perruque et prenez du Lycopode !

Vous êtes presbyte ! prenez du Lycopode et laissez-là vos lunettes !

Vous avez une faim dévorante ? prenez du Lycopode !

Vous avez perdu l'appétit ? prenez du Lycopode !

Vous êtes imp......? prenez toujours du Lycopode !

(1) M. Jahr, *Man. de Médec. homœopathique*, t. ii, p. 160-178.

En un mot, c'est l'histoire de : *Prenez mon Ours.*

Vous êtes triste? prenez mon ours !

Vous êtes gai? prenez mon ours!

Votre maîtresse vous abandonne (1)! prenez mon ours, prenez mon ours !

C'est prodigieux ! c'est incroyable d'absurdité ! Ce sont des faits, des faits positifs, incontestables, affirment les Homœopathes, qui ne sont pas avares d'assertions hasardées. Or, les faits s'imposent avec une autorité et une impertinence qui rendent toute discussion impossible. En attendant qu'on daigne nous les montrer, poursuivons notre examen.

A côté de ces faits extraordinaires et fort contestables qui militeraient en faveur de l'Homœopathie, il en est d'autres plus naturels et connus de tout le monde; ce sont les cas rebelles à la nouvelle Médecine. Ils embarrassent peu les Homœopathes. Voici comment ils les expliquent.

Il y a alors « diminution ou excès de réceptivité pour l'ac-
« tion de la substance médicinale la mieux appropriée.
« Dans le premier cas, la puissance réactive est assoupie,
« la réceptivité amoindrie; dans le second, il y a au con-
« traire, exaltation de la réceptivité pour l'action de tous les
« médicaments, ou bien pour quelques-uns, suscitée par l'a-
« bus des médicaments, etc., etc.: dans ce cas, on administre
« tre les antidotes *Opium, Pulsatille, Fève de saint Ignace,* jus-
« qu'à ce que la maladie se manifeste dans sa pureté, ou bien
« on soumet le malade à un traitement simplement diététi-
« que ou mieux encore on l'amuse avec du sucre de lait,
« comme le conseille Hahnemann (2). »

En attendant le temps s'écoule, et

Le roi, l'âne ou moi seront morts.

(1) Jahr, tom. III, pag. 238, Amour malheureux.
(2) Griesselich, p. 240-242.

Il est bien entendu que si le médicament choisi n'opère
pas, rien n'indique si cette inefficacité tient au mauvais choix
qui a été fait ou au défaut de réceptivité du malade, et qu'il
n'y a pas de motif pour répéter la dose ou pour changer de
médicament.

Quoiqu'il ne puisse y avoir qu'un seul remède qui soit
parfaitement homœopathique à un cas donné de maladie,
néanmoins, ajoute M. Griesselich :

« On ne saurait contester qu'il ne se rencontre des cas
« auxquels plusieurs *similia* correspondent (1). »

Alors on doit choisir le meilleur, et l'embarras n'est pas
grand. Il l'est davantage quand un médicament ne peut
couvrir tous les symptômes d'une maladie, et qu'il en faut
deux ou trois pour remplir ce but. On commence alors, dit
Hahnemann (2), par donner le médicament qui paraît le
mieux convenir ; après son emploi (et sans doute après la
durée de son action, qui est à peu près indéterminée), au
lieu de passer au second médicament, on examine de nouveau l'état du malade, et on choisit un nouveau *simile*, car
le second médicament ne saurait couvrir alors tout l'ensemble de la maladie, les symptômes produits par le premier
faisant partie de celle-ci. Après l'emploi de ce nouveau remède, on passe à l'usage d'un troisième en suivant les mêmes règles et ainsi de suite, car il n'y a pas de raison pour
que cela finisse.

Dans les §§ CCV à CCXXV, Hahnemann prétend que les
maladies mentales, les maladies de l'ame, ont toujours commencé par être corporelles ; il ajoute qu'il faut en conséquence étudier les symptômes de ces maladies antérieures,

(1) *Manuel*, p. 237.
(2) *Organon*, §§ CLXII à CLXV.

les joindre aux symptômes actuels de l'affection de l'ame, et en composer un tableau complet auquel on cherche le remède homœopathique. Celui-ci est un anti-psorique, car les maladies mentales, selon cet auteur, ont toutes pour origine un miasme psorique, qui s'était tantôt montré avant la maladie mentale, et qui d'autres fois n'était pas même *encore sur le point de se développer d'une manière complète.*

Tout cela rentre dans les divagations de Hahnemann sur la psore et ses dérivés, et ne mérite pas notre attention.

Au reste le remède homœopathique n'est pas difficile à trouver pour les maladies mentales :

« Car il n'existe pas au monde un médicament actif qui
« n'opère un changement notable dans l'humeur et la ma-
« nière de penser du sujet sain auquel on l'administre, et
« chaque substance médicinale en produit un différent. Ainsi
« l'a voulu le Créateur de toutes les puissances médicinales,
« qui a eu singulièrement égard à cet élément principal de
« toutes les maladies (1). »

Il est facile de s'apercevoir ici que l'auteur ne faisait pas souvent usage du remède qui fait penser juste.

Enfin, sentant lui-même la futilité des indications qu'il vient de fournir pour le choix du remède, Hahnemann ajoute qu'un des meilleurs guides à ce sujet est encore *l'usus in morbis;* et voilà l'expérience physiologique, la fameuse expérience pure désavouée par son inventeur et remplacée par l'expérience au lit du malade, qui lui est infiniment supérieure, mais qui constituait entre les mains des Allopathes la source impure de leur matière médicale !

M. Griesselich trouve aussi qu'il est très naturel que l'*usus in morbis* soit mis dans la balance, et qu'avant d'appliquer

(1) *Organon,* § CCIX.

un remède à une maladie, on exige qu'il se soit déjà montré efficace (1). — Encore un pas de plus, reconnaissez de même qu'il est nécessaire de prescrire les remèdes à des doses efficaces à la place de vos dilutions dérisoires et vous serez des hommes de bon sens.

Montpezat, 9 Mars 1855.

MANEC, D^r m. p.

____

(1) *Manuel*, p. 242.

VINGT-UNIÈME LETTRE.

A M. X...., élève en Médecine, à Paris.

Mon cher Ami,

Je vous ai exposé, avec autant de clarté qu'en comporte une pareille matière, les préceptes qui doivent guider les Homœopathes dans le choix des remèdes. Ces préceptes sont une vraie puérilité, car ils conduisent à un choix à peu près impossible ou complètement dérisoire. Impossible : si le *simile* doit correspondre à l'état présent de la maladie ; comme la physionomie de celle-ci est essentiellement mobile et que les symptômes varient d'un moment à l'autre, le *simile* du matin ne sera plus celui de la nuit ou celui du jour qui va suivre ; de telle sorte que le Médecin devra se tenir constamment auprès du malade pour noter tout nou-

veau changement et changer incessamment de remède à administrer. — Or, ce labeur est aussi impossible que celui
de noter sans lacune l'objectif et le subjectif chez les personnes soumises à l'expérimentation physiologique. D'un
autre côté, s'il est vrai que :

« Le médicament homœopathique éteint tranquillement
« la maladie aiguë qui lui est analogue sans manifester ses
« autres symptômes non homœopathiques (1), »

A quoi bon s'embarrasser dans une recherche toujours
difficile du *simile ?* Il n'y aura qu'à donner le premier médicament venu, et l'on peut être assuré qu'il se rencontrera
toujours quelques-uns des symptômes de la maladie assez
analogues aux siens, pour qu'il les fasse disparaître ; après
quoi on administrera un second médicament qui effacera
encore quelques-uns des symptômes morbides restants, et
ainsi de suite jusqu'à l'extinction totale de la maladie.

Toute recherche du semblable est donc à peu près impossible ou parfaitement inutile : c'est un travail de luxe
pour les vrais Homœopathes ; c'est une vraie dérision pour
tout homme sensé !

DU CHOIX DE LA DOSE.

Après le choix du remède, la première question qui se
présente est celle de savoir à quelle dose on doit l'administrer. — On trouve ici, nous dit Griesselich, tant de contradiction dans cette œuvre de l'imagination la plus effrénée,
qu'il est impossible de s'y reconnaître (2). — Le champ de la
divagation est vaste, en effet, pour des cerveaux détraqués

(1) *Organon*, § CLI.
(2) Manuel, pag. 326.

discourant sur des riens, depuis la goutte de teinture-mère jusqu'à une goutte de la 16,000ᵉ dilution. C'est une échelle immense de seize mille échelons, multipliés par le nombre de gouttes dont se compose chaque dose, sur laquelle peut se jouer fort à l'aise le caprice du Médecin. — Eh bien! le croiriez-vous ?... Il n'existe aucune règle pour se guider dans la circonstance la plus importante de la pratique; il n'y a pas de balancier pour marcher droit sur cette corde raide de la Thérapeutique, et pour se garantir des deux précipices qui la bordent, l'aggravation de la maladie par une dose trop forte, d'un côté, et de l'autre la perte d'un temps précieux, suite de l'administration d'une dose insuffisante. Mais rassurez-vous, les Homœopathes en général font assez bon marché des doses; l'important pour eux c'est un bon choix du *simile*. Celui-ci une fois trouvé, la question de la dose est purement secondaire :

« Quelle que soit la dose, la qualité seule du remède est « mise en activité, et la quantité reste indifférente (1). »

Il devrait cependant y avoir quelque différence entre une goutte de teinture-mère et une goutte du mélange le plus intime de celle-ci avec quelques millions de fois toute l'eau de notre globe. Cela n'infirmerait-il pas un peu la valeur des hautes dilutions ?... On est allé quelquefois trop loin dans cette voie, dit l'auteur du *Nouvel Organon*. « J'ai pu « m'assurer toutefois, ajoute-t-il, que dans de nombreux « cas d'encéphalite la 45ᵉ et même la 60ᵉ dilution de Bella- « done possèdent encore une force curative manifeste (2). » — Suivant lui, les hautes dilutions ne sont efficaces que quand le nerf mis à l'unisson par l'état morbide est capa-

(1) Kurtz, Hygea, tom. iv, pag. 239.
(2) Rau, *Nouvel Organon,* pag. 156.

ble d'en recevoir l'impression , de même que la corde ne résonne au murmure de doux sons que lorsqu'elle est d'accord avec eux (1). — Cette explication est fort ingénieuse, mais elle ne nous apprend pas quelle est la dilution la plus propre à faire vibrer le nerf à l'unisson du médicament. Schrœen rejette tout-à-fait ces hautes puissances , croyant qu'elles ne valent pas la peine d'être essayées au lit du malade. Werber, de son côté , cite plusieurs cas de guérisons par de fortes doses, sans aggravation homœopathique : les malades, ajoute-t-il, guérissaient *pour le moins* aussi bien que s'ils avaient pris les doses les plus exiguës. L'aggravation homœopathique arrive aussi fréquemment, au reste, après l'administration des petites doses qu'à la suite des plus fortes. Schneider, un plaisant de l'École, prétend que « depuis longtemps le revenant, l'aggravation homœo-« pathique a été exorcisée, et la foi dans la théorie mysti-« que de la dynamisation a cessé d'être (2). »

En revanche, Gross recommande les 200ᶜ, 400ᶜ, 600ᵉ et 800ᵉ dilutions et blâme sévèrement le retour aux doses fortes . Le docteur Perry, grand partisan des hautes dilutions, cite l'exemple d'un de ses malades qui reconnaissait le goût du soufre à la 2,000ᵉ dilution. Il ajoute : « Les hautes puissances seules peuvent fournir des cures surprenantes (3). » Héring et Nuñez ne se sont pas arrêtés à ce chiffre, ils ont été jusqu'à la 16,000ᵉ dilution.

Il n'est peut-être pas inutile de vous faire observer, pour l'intelligence du langage de ces auteurs, que les premières dilutions , les basses dilutions constituent les fortes doses, et que les faibles doses proviennent des hautes dilutions,

(1) Manuel, pag. 155.
(2) *Allj. hom. Zeith, Bd.,* pag. 282.
(3) Journal de la Société Hahnem. gallic., année 1850 , pag. 703.

des hautes puissances. Cette antonymie est fort originale, mais elle avait besoin d'une explication. Si vous me demandez comment il se peut que ces hautes dilutions soient les plus faibles, puisque la dynamisation a principalement pour but d'exalter les propriétés des médicaments, je ne saurai trop que vous répondre. — C'est illogique, c'est contraire à la raison, pourrez-vous ajouter ! — C'est parfaitement juste ; mais si l'on était logicien et raisonnable, on cesserait d'être Homœopathe.

C'est le cheval du docteur Gross qui lui a appris la valeur des hautes dilutions. Je me trompe : c'était une jument de race arabe. La distinction est fort importante pour des individualiseurs comme les Homœopathes : évidemment une jument arabe ne doit pas tousser comme un cheval du Poitou. Cette bête avait des espèces de vertiges épileptiformes qui la prenaient au grand soleil, alors qu'elle était attelée au cabriolet du docteur. Laissons-le parler lui-même :

« Un violent paroxysme s'annonça au bout de deux mois
« par une marche lourde, vacillante. Dès que je m'en aper-
« çus, je fis arrêter ; je débouchai mon petit flacon, gros
« comme une plume et rempli de globules *cocculus* 200° *dilu-*
« *tion*, et je le tins sous la narine droite du cheval jusqu'à ce
« qu'il eût aspiré deux fois ; puis je remontai en voiture, et
« il se mit à trotter gaîment... Cet heureux résultat m'en-
« couragea à essayer les hautes dynamisations sur les hom-
« mes, en commençant par moi-même et ma famille. » —
Pauvre famille !

Il a la bonhomie d'ajouter :

« Je vous entends dire : Ce pauvre M. Gross est tombé en
« démence. » — A coup sûr on le dirait à moins. — « Je me
« crois seulement retiré de l'ornière des opinions vul-

« gaires, pour m'en tenir à l'observation et à l'expérience
« pure (1). »

Laissons-le s'égarer dans cette nouvelle ornière qui paraît être de son goût, et gardons-nous de l'y suivre.

Pour mettre un peu d'accord entre Gross et Schneider, deux autorités homœopathistes également respectables, Kammerer admet les dilutions basses et les hautes, pourvu qu'on s'en serve en temps opportun ; mais, dit-il, il n'y a pas de règle générale sur ce point. Cependant il recommande les doses fortes dans les maladies aiguës, et les faibles dans les maladies chroniques. Rau, qui a écrit un nouvel *Organon*, n'est pas plus avancé sur ce point que Kammerer, et il dit expressément qu'il désespère de trouver des règles générales pour la détermination de la dose. A l'opposé de ce dernier auteur il conseille les doses fortes (les basses dilutions) contre les maladies chroniques, et les doses faibles (hautes dilutions) contre les maladies aiguës (2). Watzke, Wahle, etc., sont de ce sentiment, tandis que Nuñez, Attomyr, Gross, etc., pensent avec Kammerer que les fortes doses conviennent dans les maladies aiguës et les doses faibles dans les maladies chroniques. Cette divergence d'opinion sur une question si élémentaire de pratique serait bien propre à nous édifier sur la valeur

(1) *Nouvel Organon de la Médecine spécifique,* par Rau, suivi de nouvelles Expériences sur les doses, par le docteur Gross, pag. 279, Paris, 1845, 38ᵉ obs. Un cheval valaque qui avait fait dix lieues d'un seul trait donna à connaître par ses mouvements qu'il ne pouvait uriner. Dix heures se passèrent ainsi, et tous les remèdes domestiques échouèrent. Je lui mis sur la langue *hyosciamus nig.* 1/200. Cinq minutes après il s'approcha du râtelier, et pour la première fois il chercha à manger.

Les quarante-une Observations du docteur Gross portent principalement sur des chevaux et sur de jeunes filles.

(2) Hahnemann, *Organon,* pag. 428.

des dilutions hautes et basses, s'il était possible de conserver le moindre doute sur l'inanité de toutes ces bagatelles. Enfin Watzke intervient de nouveau et dit qu'il préfère les doses fortes, massives, lors même que les petites rendraient le même service :

1° Parce qu'il est urgent de débarrasser notre Doctrine, autant que possible, de tout ce qui lui donne une apparence paradoxale, merveilleuse et invraisemblable ;

2° Pour ne pas acheter cher ce qu'on peut avoir à bon marché ;

3° Parce qu'on peut alors être sûr de la pureté des préparations.

Nous passerions inutilement en revue toutes les autorités de l'École que nous n'en serions pas plus avancés sur les doses. Hahnemann lui-même n'a rien laissé de satisfaisant sur ce point. Au début de sa brillante carrière homœopathique, en 1796, il se servait des doses massives. Il prescrivit à cette époque le *vératre blanc à 2 et à 5 centigrammes* en deux fois. Mais s'étant bientôt aperçu que ces fortes doses aggravaient la maladie, il se jeta dans les dilutions et il monta d'un bond jusqu'à la 60ᵉ pour redescendre ensuite à la 30ᵉ, et la prescrire comme règle générale. Longtemps cette 30ᵉ dilution a été un des dogmes de l'École. Ce qu'il y a de singulier dans cette conduite, dit l'excellent docteur Griesselich, c'est de voir que Hahnemann s'appuie toujours sur l'expérience pure. Il n'y a rien d'étonnant pour nous à ce que la 2ᵉ dilution ne vaille pas plus que la 30ᵉ ou que la 60ᵉ. Il serait bien plus étonnant que l'expérience, même l'expérience pure permît de constater la plus légère différence dans ces misères-là !!!

Hahnemann, qui n'est pas avare d'assertions, affirme qu'un médicament d'une espèce positive ou curative peut, sans qu'il y ait de sa faute, produire le contraire de ce qu'il

devrait opérer, lorsqu'on l'emploie à des doses exagérées.
En pareil cas il engendre même une maladie plus forte que
ne l'était celle qui existait auparavant (1). Tandis que quelque petite que soit la dose du médicament homœopathique,
elle est toujours plus forte que la maladie naturelle et capable d'en triompher.

Aussi Hahnemann déclare-t-il indignes du nom d'Homœopathistes tous ceux qui ne prescrivent pas le médicament
à une dose tellement exiguë que ni les sens, ni l'analyse
chimique ne puissent constater les moindres traces de la
substance médicinale. De cette manière, dit-il fort ingénûment (2), on évite *toute crainte* de surveillance de la part de
l'autorité. — Cette précaution peut être bonne pour un industriel de bas étage ; elle est indigne du véritable Médecin !

Dans le choix de la dose, comme dans les autres parties
doctrinales de l'Homœopathie, l'absurde ne connaît pas de
bornes. Là où personne n'a pu établir de règle positive,
Nuñez, le président du premier Congrès homœopathique
de Bordeaux, Nuñez tranche la question en matamore, et
il pose la 2,000ᵉ dilution comme un point précis de séparation entre les maladies. Pour les maladies aiguës, il part
de la 2,000ᵉ puissance en rétrogradant jusqu'à la 1ʳᵉ ; pour
les maladies chroniques, au contraire, il commence par la
2,000ᵉ pour s'élever aux plus hautes. D'après lui, les hautes
dilutions qui ont dompté les médicaments sont plus douces
que les dilutions inférieures. Raison de plus pour les administrer dans les maladies aiguës ; mais il paraît que cela ne
serait pas assez conforme au principe de la similitude : aux
maladies fortes les remèdes énergiques. Il prescrit l'arsenic

(1) *Organon Méd.*, § CXXXII
(2) Mémoires au Gouvernement saxon.

à la 8,000ᵉ et à la 16,000ᵉ ! — Pauvre Jennichen, qui a usé sa vie à secouer les hautes dilutions, en croyant ainsi exalter les forces du remède, et qui ne faisait que les diminuer ! Quelle déception !

Enfin Cruxent, désirant mettre un terme à toutes ces incertitudes sur les doses, a essayé de porter une précision mathématique dans une matière si abstraite, et il a réglé la dose d'après la durée de la maladie en donnant une dilution pour chaque jour. Quand cette durée n'est que de vingt-quatre heures, il donne la teinture-mère ou bien la 1ʳᵉ dilution ; si elle est de dix jours, il prescrit la 10ᵉ ; la 50ᵉ dans les maladies de cinquante jours ; la 100ᵉ dans celles de cent jours, et ainsi de suite. Lorsque la maladie se prolonge ou qu'elle est héréditaire, on donne des dilutions plus hautes.

Malheureusement M. Cruxent, malgré sa prétention à cette espèce de rigorisme, n'a pas dit à ses confrères s'il fallait calculer la durée de la maladie depuis l'époque de son invasion jusqu'au jour où commence le traitement, ou bien si l'on devait se régler, pour le chiffre de la dilution, sur la durée totale de la maladie ; ce qui ne serait jamais possible avant sa terminaison. M. Cruxent a donc voulu faire une mauvaise plaisanterie. — Le croirait-on ?... Elle a été prise au sérieux par quelques Médecins de Paris, et la guerre a failli éclater dans le camp des Homœopathes à propos de cette boutade du docteur Cruxent.

Mais en voilà assez sur cette niaiserie du choix de la dose.

Montpezat, 23 Mars 1855.

MANEC, Dʳ m. p.

VINGT-DEUXIÈME LETTRE.

A M. X...., élève en Médecine, à Paris.

Mon cher Ami,

Pour en finir avec toutes ces babioles de l'Homœopathie, il me resterait à vous parler de la répétition des doses, de l'alternation des médicaments, de leur olfaction, et enfin de la combinaison de la méthode Homœopathique avec l'Allopathique. Que vous en dirais-je? Vous citerais-je l'opinion sur ces matières des auteurs qui vous sont déjà familiers ? Ces opinions sont comme toujours contradictoires et basées sur des données chimériques, tandis que chacun prétend appuyer la sienne sur des faits positifs et tous fournis par l'expérience pure. Le précepte fondamental de Hahnemann est de ne point répéter la dose avant que la première n'ait

épuisé son action. Cette action peut durer 40, 50 et même
100 jours quand la dose du médicament est exiguë. Pendant
ce temps-là, il est bon d'amuser le malade avec du sucre de
lait (1).

« Cependant on peut répéter la dose à des intervalles con-
« venables, avec un succès marqué, souvent inattendu.
« Chaque 14, 12, 10, 8 et 7 jours, par exemple, et même tou-
« tes les cinq minutes dans les maladies aiguës (2). »

Nous avons donc ici la même latitude que pour les dilutions; nous pouvons ne donner qu'un globule de charbon
végétal à la 200me ou 600me atténuation, chaque 80 ou 100
jours, ou bien en donner chaque cinq minutes un globule
(1re atténuation); ce qui fera, dans le même espace de temps,
28,800 globules, dont chacun sera incomparablement plus
fort ou plus faible que le globule unique de la première atténuation, suivant qu'on adopte l'hypothèse de la diminution
ou de l'exaltation des forces par les dilutions; et toujours
avec le même succès.

Une autre plaisanterie de Hahnemann, qui semble avoir
pris à tâche de faire ressortir lui-même l'absurdité de sa
méthode, c'est de recourir, dans le cas où la répétition est
indiquée, au même remède, mais à des doses de plus en plus
petites. C'est encore au rebours du sens commun, car personne n'ignore que l'habitude émousse le sentiment, ce qui
oblige le Médecin à augmenter graduellement la dose du
remède dont l'usage doit être longtemps continué.

Attomyr regarde la répétition des doses comme un simple
expédient. Griesselich, au contraire, la considère comme un
progrès réel et un perfectionnement. Tout cela ne nous ap-

(1) *Organon,* 5me édit., pag. 245-46.
(2) Griesselich, MANUEL, pag. 340. Opinion de Hahnemann.

prend pas dans quelles circonstances il faut répéter la dose.
Il ne faut pas trop attendre ni trop précipiter, dit Kœmpfer;
ce qui n'avance pas la question. Enfin Griesselich, résumant
toutes ces opinions diverses, ajoute :

« Il est impossible de préciser des règles pour savoir com-
« bien de temps on peut rester oisif et attendre l'effet de la
« dose. »

Encore une fois, nous restons aussi embarrassés que jamais.

L'Homœopathie a aussi son juguleur : c'est Ægidi. Cet auteur conseille les doses fortes et la répétition très fréquente
des médicaments :

« Ce n'est que par ces attaques incessantes qu'une réac-
« tion énergique et salutaire devient possible (1). »

Il est vrai que plus tard il regarda la répétition des doses
comme nuisible dans certaines occasions et utile dans d'autres. Une sage hésitation est généralement utile, trop de
précipitation nuit. — Voilà le résumé de la Doctrine ! C'est
à n'y rien comprendre, si ce n'est que les Homœopathes
eux-mêmes ne sont pas plus avancés que nous.

Ces exercices sur la répétition des doses ont fait découvrir dans les médicaments la nouvelle propriété que voici :
Le meilleur antidote d'un médicament, c'est le médicament
lui-même. Vous avez avalé un poison quelconque qui vous
incommode?....... Vite, une seconde dose, et il n'y paraîtra
plus rien. C'est assurément fort commode et assez amusant;
mais voici le revers de la médaille :

____

(1) Hygea, tom. ii, pag. 201. Ce même Ægidi dit, à propos de la répétition
des doses : S'il y a une amélioration après une première dose, on doit *rester
oisif et attendre;* s'il y a exacerbation, *on attendra encore,* ou bien on don-
nera l'antidote, ce qui est généralement une répétition de la dose.

« Il est probable qu'une répétition imprudente détruit
« l'effet d'un remède bien choisi ; dans ce cas, l'impression
« primitive du médicament est modifiée ou même quelque-
« fois effacée par une action pour ainsi dire supplémentaire
« de la dose nouvelle (1). »

Il résulte de cette observation qu'en donnant une seconde
dose on s'expose à voir son action anti-dotaire détruire l'effet de la première dose, ce qui doit faire rejeter toute répétition du même médicament. D'un autre côté celui-ci ne doit
jamais se trouver indiqué deux fois de suite, puisque nous
avons vu ailleurs que les accidents qui surviennent après
l'administration de toute substance médicinale modifient
nécessairement le tableau de la maladie et rendent indispensable le choix d'un nouveau *simile*.

Toutes ces prétendues règles, tous ces préceptes sur la
répétition de la dose sont donc parfaitement inutiles.

Que faire alors : S'abstenir ou recommencer le traitement?
Non, c'est le cas d'alterner les médicaments ; on rend à l'é-
conomie, par cette opération, la réceptivité qu'elle avait
perdue. On appelle alterner quand on donne un jour un
médicament et un jour un autre, s'ils ont une action à peu
près analogue. Intercaller, c'est donner un médicament in-
tercurrent entre deux doses d'un autre médicament ou de
deux médicaments qui se ressemblent. Tout cela se fait selon
le caprice de l'Homœopathe, car il est impossible de préciser le moment où il convient d'alterner ou d'intercaller.

Héring, qui s'est beaucoup occupé de la répétition des
remèdes et de leur alternation, a fait ici une singulière découverte. Il a trouvé, après l'administration assez rapprochée de deux remèdes, un effet médicamenteux intermédiaire
entre-eux, répondant aux signes par lesquels ils diffèrent

(1) Griesselich, Manuel, p. 355.

l'un de l'autre. Il dit avoir tiré parti de cette propriété en donnant avec succès dans un cas de maladie du foie, d'abord *kali*, et quelques jours après *carbo*. — Cette nouvelle découverte a encore agrandi le champ déjà si vaste des phénomènes pathogénétiques et curatifs des globules et des gouttes homœopathiques.

Les sages de l'École proscrivent d'une manière absolue l'emploi simultané de deux médicaments, et rejettent la polypharmacie préconisée par d'autres (Ægidi, Héring, etc.), qui s'appuient toujours sur l'expérience pure.

Ainsi, vous le voyez, plus nous avançons dans cette importante question, et plus elle devient obscure. Les règles posées par les Homœopathes sur la répétition des doses, sur le choix d'un nouveau médicament, sur leur alternation, sur l'emploi d'une série de remèdes, et sur les remèdes intercurrents, se bornent à ceci : Si un premier médicament ne guérit pas, il faut en conclure qu'il n'est pas parfaitement homœopathique, et il convient d'en essayer un second. Si celui-ci ne réussit pas mieux, on peut passer à un troisième ou bien revenir au premier, en varier les doses, les répéter à des intervalles plus ou moins longs, etc., etc.

Les Homœopathistes sont assez d'accord pour dire que la solution d'un médicament dans l'eau pure ou légèrement alcoolisée en augmente l'action ; mais ils ne s'accordent plus sur l'usage que l'on peut faire de cette augmentation. Hahnemann en rejette l'emploi, comme trop active ; Héring au contraire le conseille, et l'un et l'autre comptent de nombreux adhérents.

Les gouttes et même les globules sont ordinairement administrés aux malades mélangés ou en solution dans l'eau ordinaire. Héring regarde ce mode d'administration comme très-important :

« Avec lui, s'écrie-t-il, une ère nouvelle commence pour

« notre Thérapeutique. Il faut éviter avec soin de ne pas
« trop remuer le mélange, afin de ne pas le dynamiser outre
« mesure (1). »

Un inconvénient bien grâve me paraît attaché à ce mode
d'administration ; les médicaments doivent perdre leur pureté primitive par leur mélange avec une quantité comparativement énorme d'éléments que les eaux ordinaires tiennent
en dissolution ; en effet, qui ne sait que les puits ne sont
que des réservoirs d'eaux qui, ayant traversé plusieurs couches de terrain de nature variable, se chargent de tous les
sels et de toutes les matières plus ou moins animalisées qu'elles contiennent—dans les villes surtout—ce qui fait que ces
eaux tiennent en dissolution presque un monde d'éléments.
Ainsi, sans parler des modifications que donne aux eaux de
nos puits le voisinage des fosses d'aisance, des égouts, des
puisards, etc., etc., elles contiennent avec des sels à base de
chaux, et quelquefois de magnésie, sulfates, chlorhydrates,
carbonates en quantité plus ou moins considérable, une
matière animalisée, gélatineuse.

Un Homœopathe peut-il soutenir raisonnablement et avec
conscience qu'un globule d'une dilution quelconque jeté
dans une verrée d'eau de puits, doit produire l'effet que ce
Médecin a la bonhomie de lui supposer, alors que ce globule
se trouve au milieu d'un composé de semblables éléments?

Toutefois ces bonnes gens, à qui les hommes sérieux ont
fait comprendre qu'il était par trop ridicule d'admettre des
effets *vrais* et *spéciaux* de la part de médicaments préparés
dans cette condition, ont fini par s'apercevoir qu'en agissant ainsi ils donneraient trop beau jeu à la critique; ils se
sont donc ravisés en recommandant l'usage de l'eau distillée
pour la préparation des doses homœopathiques ; mais ils

(1) Archiv. Bd. 13; Heft. 3.

continuent à les administrer dans de l'eau ordinaire, et l'inconvénient signalé reste le même.

On peut aussi donner les globules isolément.

Enfin, une excellente manière d'administrer les remèdes, c'est l'olfaction :

« C'est surtout sous forme vaporeuse , dit Hahnemann ,
« que les médicaments homœopathiques agissent le plus
« sûrement et le plus puissamment. Depuis plus d'un an je
« pourrais à peine, parmi les nombreux malades qui récla-
« ment mes soins , en citer un sur cent dont les souffrances
« chroniques ou aiguës n'aient point été guéries, avec le
« plus éclatant succès, par le seul fait de cette respiration.»

Hahnemann appréciait beaucoup cette propriété qui lui permettait de se passer de l'apothicaire pour opérer ses guérisons, et de braver la police médicale. — C'était un peu sa marotte.

Ægidi confirma l'efficacité de l'olfaction.

C'est à l'aide de l'olfaction que le docteur Gross guérissait sa jument arabe.

Rau , dans son *Nouvel Organon*, dit au contraire n'avoir jamais vu d'effet résulter de ce mode de procéder.

Qui croire ?

Griesselich, avant de se prononcer, fait sérieusement un appel aux physiciens impartiaux, et il leur demande :

« Si la trentième dilution de silice inhérente à un globule
« est entourée d'une atmosphère de cette substance dans un
« flacon dont on tient l'orifice sous les narines du malade (1)?»

Je ne me crois ni assez bon physicien, ni assez bon chimiste pour résoudre cette grave question de l'*aura* médica-

____

(1) Griesselich, *Manuel*, pag. 394.

menteuse, et j'ignore quelle atmosphère peut environner un globule de silice ; mais je suis parfaitement convaincu, d'après tout ce que je vois, que la tête d'un Homœopathe est entourée d'une atmosphère dans laquelle souffle en tout temps le vent de la déraison et de la folie.

Les remèdes homœopathiques conservent la même efficacité dans leur emploi extérieur que dans leur usage interne. Cependant on doit se servir alors d'une préparation plus énergique, et la faire agir sur une surface assez étendue, en bains, en frictions, par exemple.

Qui le croirait ? Bien que l'Homœopathie soit parfaitement suffisante pour tous les cas de maladies ainsi que vous devez en être convaincu d'après tout ce que je vous ai dit, il se trouve des Homœopathes qui nient cette suffisance, et qui ont quelquefois recours aux autres méthodes curatives ; ce sont les *insufficientistes*. Hahnemann lui-même, après avoir tant déblatéré contre ces pauvres vieilles méthodes, et condamné formellement tout mélange impur de la sienne avec celles-ci, Hahnemann s'est fait *insufficientiste !*

« Il comprit l'utilité conditionnelle du procédé antipathi-
« que, et l'indiqua même pour le cas où l'Homœopathie ne
« *convient pas ;* par exemple dans les cas extrêmement pres-
« sants où le danger que la vie court et l'imminence de la
« mort ne laisseraient pas le temps d'agir au médicament
« homœopathique ! »

C'est M. Griesselich qui nous apprend cela à la page 379 de son *Manuel*.

Comment, mon cher Monsieur, le médicament homœopathique n'a pas le temps d'opérer dans les cas pressants, lui que nous avons vu agir *avec la rapidité de l'éclair,* à la page 327, lignes 3-4 de votre *Manuel ?*

Par ma foi, vous êtes un peu trop maladroit, pour ne pas dire autre chose !

Après les *insufficientistes*, qui ne sont autre chose que de faux-frères en Homœopathie, des espèces d'éclectiques, arrive une autre secte d'Homœopathistes de bonne foi qui, ayant quitté le *simile* pour se mettre à la recherche du *simillimum*, ont fini par arriver à l'Isopathie. — Je leur dois les honneurs de ma prochaine lettre.

Que si vous étiez scandalisé de toutes ces divisions dans une École qui a des prétentions à l'unité de Doctrine, je vous dirais avec M. Griesselich :

« Il ne saurait être question d'hérésie en Homœopathie ;
« car il ne s'agit pas de pureté de la Doctrine, mais de pu-
« reté des intentions (1). »

Je ne connais pas de réplique à un pareil argument, car il n'est permis de suspecter les intentions de personne. Il n'y a plus qu'à s'incliner profondément devant la haute raison et la conscience de gens qui divaguent à froid, et qui sont deux fois coupables aux yeux de la loi :

1° En administrant des remèdes qui n'ont pas été reconnus par les Facultés établies ;
2° En les fournissant à leurs malades (2).

Montpezat, 28 Mars 1855.

MANEC, D^r m. p.

(1) Griesselich, Man. pag. 389.
(2) Le plus grand nombre de Médecins Homœopathes ne se déplace jamais pour aller voir ses malades, sans emporter avec lui sa pharmacie homœopathique, donnant pour prétexte que, même les Pharmacies *soi-disant Homœopathiques*, ne sont pas assez complètes.

Nouveaux commis-voyageurs en Médecine, ces Messieurs s'attribuent un rôle qui déjà a été flétri plusieurs fois devant les Tribunaux, comme il mérite de l'être, et, donnant suite à leur *désintéressement*, ils n'hésitent pas de conseiller à *leurs faiseurs complaisants* de vendre de 1 fr. 50 c. à 3 fr. un petit flacon qui vaut à peine 10 ou 15 centimes, et cela pour donner à leurs médicaments une importance qui est nécessaire au besoin de la cause.

VINGT-TROISIÈME LETTRE.

A M. X...., élève en Médecine, à Paris.

Mon cher Ami,

DE L'ISOPATHIE.

A peine l'Homœopathie brillait-elle de tout son éclat, qu'un nouvel astre médical se levait dans les brumes de l'Allemagne. C'était Lux (*sic*), vétérinaire à Leipzig qui, s'armant du flambeau de l'Isopathie, venait dissiper les ténèbres qui couvraient encore le domaine de la saine Thérapeutique.

L'Isopathie, de ἴσος, égal, et πάθος, maladie, est fondée sur le principe *æqualia æqualibus curantur*. C'est l'Homœopathie perfectionnée jusqu'aux dernières limites du possible, et l'on ne comprend pas ce qu'on pourrait désirer de mieux. Nous devons donc nous y arrêter un instant.

Notons en passant que les Isopathes, avant de devenir tels, étaient de bons et francs Homœopathes qui avaient senti le côté faible de leur méthode, puisqu'ils s'étaient mis à la recherche de quelque chose de mieux ; et constatons d'un autre côté que l'Isopathie est bien une conséquence naturelle et légitime de l'Homœopathie. Toutes les dénégations des Homœopathes ne sauraient infirmer cette parenté.

C'est, dit-on, en admettant un effet *per idem* que Lux fut conduit à la découverte de l'Isopathie. Il fonda sa manière de voir sur cette observation journalière (et pourtant si contestable) :

La neige rappelle à la vie les personnes gelées.

Exemple. — La campagne de Russie où nos malheureux soldats ne se relevaient plus lorsqu'ils tombaient dans la neige engourdis par le froid (1).

Je ne puis laisser passer de nouveau ce nom fameux de Lux, sans faire une remarque qui n'a peut-être pas échappé à votre esprit : C'est que les principaux apôtres des grandes excentricités de notre époque se distinguent tous par des noms assez bizarres et presque calembouriques. Ainsi le Saint-Simonisme compte dans son sein M. Bazard et M. Enfantin, ce grand et beau jeune homme qui cherchait la femme libre sur les rives du Bosphore. Le Fourriérisme nous offre M. Considérant et l'honorable confrère M. Ordinaire, qui cherchaient l'œil de l'esprit là où vous savez. L'Homœopathie a M. Lux, M. Chargé et tant d'autres qui semblent ne pas

---

(1) Je crois avoir déjà relevé cette erreur des Homœopathes qui leur fait considérer la neige comme un *simile* dans le traitement de la congélation. La neige employée dans ces cas est toujours d'une température plus élevée que la partie gelée.

savoir ce qu'ils cherchent. Singulière et triste coïncidence, qui n'est sans doute que le présage du sort commun qui attend toutes ces misères : l'oubli, l'oubli le plus profond et le mieux mérité !

Quoi qu'il en soit de cette prédiction déjà plus qu'à demi accomplie, dès que ce principe si fécond de l'*œquale* fut découvert, il ne tarda pas à recevoir les applications les plus heureuses. On trouva d'abord que cet *œquale* existait tout naturellement pour les maladies contagieuses dans le virus qui sert à les propager. Il n'y a, en effet, rien de plus égal à la Syphilis que le virus de cette maladie ; de même que le virus variolique est l'*œquale* de la variole. Il en fut de même pour toutes les maladies contagieuses qui offrirent dans leur produit contagieux un moyen assuré de guérison. Dès ce moment, guérir la peste, le typhus, la dyssenterie, etc., etc., devint presque un jeu d'enfant pour les Isopathes. Le Choléra seul s'est montré un peu rebelle à cause de la difficulté où l'on se trouve de bien saisir son principe contagieux (1). D'après cette curieuse et admirable Doctrine, pour se guérir de la Syphilis ou de la Variole, il n'y a rien de mieux à faire que de se soumettre à une nouvelle infection. Il faut dynamiser le pus du chancre ou de la pustule variolique, et en avaler une goutte à la 800me dilution. Il faut en convenir, l'inanité de la dose rend ce genre de folie moins dangereux que celui de la syphilisation, dont l'Académie de Médecine a fait une si bonne justice.

Bientôt une foule d'Homœopathes considérèrent l'Isopathie comme le *nec plus ultrà* de l'art de guérir (Gross, Staph, Héring, etc.), et l'Homœopathie comme un misérable expédient auquel il ne fallait avoir recours que dans les cas fort

(1) Il en était ainsi avant les brochures de M. Chargé et de M. Andrieu ; depuis cette époque les préservatifs du Choléra sont devenus fort communs, et le Choléra, en Homœopathie, n'effraie plus personne.

rares où l'on n'aurait pas d'autres moyens à sa disposition.
L'on dynamisa tous les virus, tous les miasmes, et enfin toute
sorte de produits de sécrétions et d'excrétions d'hommes et
d'animaux. Je ne vous citerai pas toutes ces *sauces animales,*
comme les appelle Genzke, le catalogue en serait trop long
et trop fastidieux ; je me bornerai à deux ou trois des plus
intéressantes. Les matières fécales de l'homme dynamisées
furent conseillées sous le nom d'*humanine,* pour guérir les
chiens de leur appétit anormal pour les excréments humains.
Une punaise dynamisée à la 30me dilution guérit la morsure
de cet animal. Le sang dynamisé suffit lorsqu'on le flaire pour
dissiper la pléthore et pour arrêter les hémorrhagies. Enfin
le virus de la gale, qui n'a pas de virus ; celui de la teigne,
qui n'en a pas davantage ; celui de la lèpre, etc., suffisent
pour guérir ces affections, pourvu qu'on ait le soin de les
diluer et de les faire prendre à des sujets affectés de l'une de
ces maladies, afin que l'*æquale,* dit Héring, soit dans toute
sa force : cela s'appelle la Doctrine de l'*Autopsorine.*

Héring ne borna pas là ses conquêtes, il démontra bientôt, à la manière des Homœopathes, bien entendu, que les
parties du corps dynamisées agissent sur les mêmes parties
de l'homme vivant : ainsi, le poumon sur le poumon, le nez
sur le nez, le doigt sur le doigt. Enfin survint Hermann, soi-
disant Médecin des environs de Salsbourg, qui établit en fait
la puissance médicatrice des organes dans les maladies des
organes homonymes. Toutefois ce docte personnage ne conseille pas de prendre le remède sur le malade lui-même, et
de guérir l'œil droit avec une partie de l'œil gauche, par
exemple, comme le dit Héring. Il ne veut même pas qu'on le
prenne sur le cadavre de son semblable ; il recommande le
renard comme l'animal le plus isopathique à l'homme. Ainsi,
les maladies du foie se guériront avec une goutte diluée de
la teinture de foie de renard ; les affections cérébrales, avec
un remède semblable, provenant du cerveau du rusé animal,

et ainsi de suite. La Thérapeutique est ici poussée à son dernier degré de perfection et d'une simplicité vraiment attrayante. Il n'est plus besoin de charger sa mémoire de tout le fatras de la matière médicale homœopathique et de comparer les tableaux pathogénétiques des médicaments avec les symptômes des maladies ; il ne s'agit que de découvrir l'organe malade pour connaître le médicament qui lui convient. Cette facilité si remarquable de guérir toutes sortes de maux m'engage à vous donner la recette de l'une de ces teintures, avec la manière de s'en servir :

Prenez un foie de renard (il paraît que l'âge ni le sexe ne font rien à la chose); enlevez la vésicule biliaire ; coupez ce foie en petits morceaux ; versez dessus de l'alcool ; tenez le tout pendant huit jours dans une petite chambre dont la température soit modérée ; agitez souvent, passez et filtrez au papier-Joseph.

Cette teinture se donne *pure, avec de l'eau*, plusieurs fois par jour, *et même plus souvent* (1), dans les cas de tuméfaction, d'induration, d'inflammation de foie, d'ictère et de constipation. Elle réussit constamment, et aucun remède, pas même les eaux de Karlsbad, ne sauraient lui être comparés : *Crede et salvus eris.*

Il faut être initié à tous les secrets de l'Homœopathie pour se permettre d'exécuter des prescriptions formulées d'une manière si nette et si précise. Donner de la teinture *pure avec de l'eau, et plus souvent que plusieurs fois par jour*, peut paraître difficile à tout esprit qui n'est pas monté au diapason Isopathique ou Homœopathique ; mais rien de plus facile pour les Médecins de cette École. Là seulement n'est pas tout leur mérite !

Ainsi que je vous l'ai déjà fait pressentir, quelques Ho-

(1) Hermann, d'après Griesselich, *Man.*, p. 93.

mœopathes de la vieille roche, au nombre desquels nous trouvons Hahnemann, Rau, Thorer, Helbig, Muller, etc., se prononcent contre l'Isopathie, et ils la qualifient de Médecine extravagante, mystique, rebutante, et d'autres aménités semblables. Mais un nombre égal d'autorités, tout aussi respectables, telles que Héring, Staph, Kurtin, Hermann, Kammerer, Lux, etc., se prononcent en sa faveur. L'École est donc partagée en deux camps à peu près égaux. Il en est de même, au reste, sur tous les points principaux ou secondaires de la Doctrine Homœopathique ; de telle sorte que le lecteur, flottant entre des préceptes opposés, resterait dans le doute s'il n'apercevait de suite le néant de toutes ces rêveries.

Malgré le dédain que certains Homœopathes, entachés d'ingratitude, professent pour l'Isopathie, ne croyez pas que cette méthode ne date que d'hier ou qu'elle n'ait fait que passer sur l'horizon médical ; elle a pris naissance vers 1828 ou 1830, et, tout récemment encore, Trincks écrivait de Dresde à la Société Gallicane de Paris :

« La sphère du principe Isopathique commence là où s'ar-
« rête la puissance de la similitude (1). »

L'Isopathie n'en a pas moins, en outre, enrichi la matière médicale Homœopathique d'une foule de médicaments fort précieux. Je vous en dois l'énumération, en vous faisant observer que chacun d'eux est destiné à combattre la maladie dont il tire son origine.

Ces médicaments nouveaux sont :

L'*Humanine,* provenant des matières fécales de l'homme ; (toutefois ce remède n'est bon que pour les chiens);

---

(1) *Journal de la Société Homœopathique gall.,* page 714, année 1850 ou 1853.

La *Psorine*, venant du *virus* dynamisé de la gale, *qui n'a pas de virus* ; je ne saurais trop répéter cette vérité, pour bien faire ressortir la profondeur de vue des Homœopathes qui s'obstinent à admettre l'existence de ce virus et à en argumenter (1);

La *Liénine*, tirée des déjections des dysentériques ;

L'*Anthracine*, du pus de l'Anthrax ;

La *Pulmonine*, des crachats des bronchiques ;

L'*Ascaridine*, des vers intestinaux ;

La *Varioline*, du pus de la variole;

La *Vaccinine*, des pustules de la vaccine ;

La *Phthisine*, des crachats des Phthisiques;

L'*Ozénine*, des ulcères de la morve ;

La *Syphiline*, du pus des chancres ;

La *Scarlatinine*, des furfures de la scarlatine. On applique des globules de sucre de lait sur la peau des Scarlatineux pour recueillir la Scarlatinine ; et on fait tenir ces globules dans la main pour obtenir la Morbilline ;

La *Fistuline*, du pus des dents cariées ;

La *Tiénine*, du pus de la teigne ;

L'*Herpétine*, de la sérosité de l'Herpès ;

L'*Hépatine*, du foie ;

La *Leucorrhine*, du liquide de la Leucorrhée ;

La *Morbilline*, provenant des Morbilles ;

L'*Hydropisine*, de la sérosité de l'hydropisie ;

L'*Hydrocéline*, de celle de l'hydrocèle, etc.; et autres du même acabit.

Un auteur anonyme a même dynamisé des larmes, et les

---

(1) Ainsi que je l'ai dit précédemment, MM. Tessier, Griesselich, etc., reconnaissent l'*acarus* de la gale et rejettent, par conséquent, à cet endroit la théorie des maladies chroniques de Hahnemann ; ce qui ne les empêche pas de continuer de prescrire les remèdes anti-psoriques contre ces mêmes maladies.

ayant fait flairer par son fils, il a observé, dit-il, un effet très prononcé sur la glande lacrymale, et une légère sensation de douleur dans cet organe.

Et les Homœopathes viendront encore nous reprocher l'origine impure de notre matière médicale !

« On s'est perdu en conjectures s'écrie, au sujet de ces sa-
« letés, l'auteur du *Nouvel Organon,* sur la question de savoir
« si de pareilles substances sont un *ison,* ou un *simile,* ou un
« *simillimum.* Chacun en un mot a appuyé son opinion sur des
« subtilités.... Les faits ne peuvent se nier, et trop d'obser-
« vations ont été faites par des hommes dignes de foi pour
« qu'il soit permis de les taxer de mensonge (1). »

Vous le voyez, d'après Rau, c'est par des subtilités qu'on a défendu l'*ison,* le *simile* et le *simillimum;* et cependant les observations, qui ne sont pas des subtilités, rapportées à l'appui de ces opinions, sont tout-à-fait dignes de foi, selon cet auteur.

M. Griesselich, au contraire, trouve ces observations sans valeur, mais par un motif qui nous les ferait admettre si elles étaient bien authentiques; c'est que les substances Iso-pathiques n'ont été essayées que sur des malades et non sur l'homme en santé. Ce même Griesselich nous a vanté ailleurs l'*usus in morbis.* — En vérité ne semble-t-il pas qu'il suffît d'être Homœopathe pour être constamment en dehors du sens commun ?

Cet auteur adresse encore un singulier reproche aux Homœopathes progressistes, devenus Isopathes.

« En traitant par l'*ison,* leur dit-il, vous n'envisagez que

______
(1) Rau, *Nouvel Organon,* p. 221-222.

« le nom de la maladie (1), et de cette manière vous êtes ra-
« menés par un détour à l'écueil que Hahnemann avait tant
« recommandé d'éviter ; à savoir, le traitement des maladies
« nominales....... C'est indigne de l'Homœopathie dont le
« rôle exclusif est d'individualiser et de particulariser (2). »

Le reproche est juste et parfaitement conséquent avec les faux principes de l'Homœopathie ; mais alors tous vos Manuels et tous vos Traités de Thérapeutique sont donc sans valeur et sans utilité, puisqu'ils ne font et ne peuvent faire autre chose qu'indiquer l'emploi des remèdes dans telle ou telle maladie, ce qui vous place dans la nécessité de les dénommer, sous peine de ne pas être compris.

Ainsi, en Homœopathie, on est toujours conduit à l'absurde ou l'on tourne dans un cercle vicieux ; ce qui est encore une absurdité.

Il ressort de ce qui précède que l'Isopathie, découverte par des Homœopathes qui s'étaient mis à la recherche du *simillimum*, est la fille naturelle de l'Homœopathie ; elle constitue chez les Isopathes un degré de folie un peu plus avancé.

Montpezat, 6 Avril 1855.

MANEC , D^r m. p.

---

(1) Il se trompe, car il suffit de connaître l'organe malade sans qu'il soit besoin de s'enquérir de la nature de la maladie pour trouver le remède approprié.

(2) Griesselich, *Manuel*, p. 99 et 100.

VINGT-QUATRIÈME LETTRE.

A M. X...., élève en Médecine, à Paris.

Mon cher Ami,

TRAITEMENT DES MALADIES.

« La Médecine, a dit un de nos grands Maîtres, la Médecine est un art qui guérit quelquefois, qui soulage souvent et qui console toujours. » Cette magnifique et juste définition s'applique à la Médecine traditionnelle, à celle des bons esprits. Les Homœopathes ont changé tout cela, et ils ont fait de la Médecine un art qui amuse quelquefois, qui nuit le plus souvent, et qui trompe toujours. C'est ce qui va ressortir de l'examen de leur Thérapeutique.

Les systèmes médicaux doivent être jugés dans leur application à la cure des maladies ; elle est leur véritable pierre de touche. La Doctrine homœopathique, quoique fort originale, à part ses petites doses et sa théorie à deux faces de la dynamisation, ne brille ni par sa nouveauté ni par la profondeur des principes qu'elle émet, et moins encore par la solidité des preuves sur lesquelles elle cherche à les appuyer. Elle étonne, au contraire, nous disent ses adeptes, par le nombre et par l'éclat de ses guérisons : c'est là son plus beau côté, au dire des Homœopathes. C'est le seul qui nous reste à étudier, et je me hâte de l'aborder. Le *Nouveau Manuel de Médecine homœopathique* de M. Jahr, l'un des ouvrages les plus estimés de l'École, va me servir de guide. Je ne le suivrai pas dans toutes ses parties, cela serait inutile et pourrait nous mener trop loin. Ce livre étant écrit sans ordre de matières, de telle façon que chaque chapitre se trouve parfaitement isolé des autres, je puis borner mon examen à l'un des plus intéressants, sans nuire à la clarté de ma démonstration. Vous jugerez de la pièce par l'échantillon.

Hahnemann, selon son habitude, commence par faire table rase de notre pauvre Thérapeutique, avant d'exposer les principes de la sienne propre; il le fait en termes qui ne laissent pas la moindre prise à l'équivoque, et en homme qui a définitivement rompu avec le sens commun :

« L'Homœopathie, dit-il, ne veut pas une seule goutte « de sang; elle ne purge pas et ne fait jamais ni vomir, ni « suer; elle ne répercute aucun mal externe par des topi- « ques et ne prescrit ni bains chauds ni lavements médica- « menteux; elle n'applique ni vésicatoires, ni sinapismes, « ni sétons, ni cautères; jamais elle n'excite la salivation; « jamais elle ne brûle les chairs jusqu'à l'os avec le moxa ou « le fer rouge, etc. (1). »

(1) *Organon*, note de la préface, 5ᵉ édition.

Que fait-elle donc, me direz-vous, cette singulière Médecine, si elle ne fait rien de ce que conseillent les plus grands praticiens de tous les siècles ? — Ce qu'elle fait ?... vous allez le voir :

D'abord elle guérit la fièvre intermittente avec le premier médicament venu, et vous conviendrez que c'est quelque chose. Hahnemann a dit :

« Comme presque tous les médicaments, dans l'exercice « de leur action pure, excitent une fièvre particulière, et « même une sorte de fièvre intermittente qui diffère de tou « tes les fièvres provoquées par d'autres médicaments, l'im « mense liste des substances médicinales nous offre les « moyens de combattre homœopathiquement toutes les fiè « vres intermittentes naturelles (1). »

Combattre, tant que vous voudrez ; mais guérir ? c'est autre chose. Si tous les remèdes homœopathiques sont propres à guérir la fièvre intermittente, ils sont donc tous des succédanés du quina ou du sulfate de quinine, et vous méritez le prix de 10,000 fr. promis par le Gouvernement à celui qui aura découvert ce succédané ! — Pourquoi n'allez-vous pas réclamer votre récompense ?...

Ce que nous venons de voir pour les fièvres intermittentes arrive également pour les neuf dixièmes des maladies qui doivent être guéries par presque tous les médicaments, puisque ceux-ci offrent des symptômes pathogénétiques analogues à ceux de ces maladies. En voulez-vous un exemple ? — Nous avons vu dans la matière médicale que les borborygmes et les flatuosités étaient des symptômes produits par l'administration d'une foule de substances, aussi les Homœopathes paraissent-ils conseiller avec raison con

(1) *Organon,* § CCXXXVI.

tre ces deux affections : 1º l'Aconit napel , — 2º l'Agaric,
— 3º le Gattilier commun, — 4º l'Ambre gris, — 5º l'Ammoniaque, — 6º l'Ammoniaque caustique, — 7º la Fève de Ma-
lac, — 8º l'Angusture vraie, — 9º l'Anis, — 10º l'Antimoine
cru, — 11º l'Anthrakokali , — 12º l'Argent, — 13º l'Arnica
des montagnes , — 14º l'Arsenic , — 15º l'Assa-fœtida , —
16º l'Or métallique , — 17º la Belladone, — 18º le Bismuth,
— 19º le Brôme, — 20º la Fausse-Angusture , — 21º la
Bryone , — 22º l'Écaille d'huître, — 23º le Phosphate de
chaux, — 24º les Cantharides, — 25º le Charbon animal, —
26º le Charbon végétal, — 27º la Cascarille, — 28º le Causticum, — 29º la Camomille, — 30º le Quina, — 31º la Coque
du Levant, — 32º le Sulfate de Quinine, — 33º la Grande
Ciguë, — 34º la Coloquinte, — 35º le Colchique ; — 36º
l'Huile de Croton-tiglium, — 37º le Carbonate de cuivre, 38º
le Cyclamen d'Europe,— 39º l'Electricité, — 40º le Fer métallique , — 41º le Fer muriatique , — 42º l'Euphorbe, —
43º l'Acide sulfurique, — 44º la Résine de Gaïac, — 45º le
Galvanisme, — 46º la Gentiane, — 47º le Ginseng, — 48º le
Graphite , — 49º la Gratiole, — 50º le Foie de Soufre, —
51º la Branc-ursine, — 52º le Bois de Campêche, — 53º
l'Ellébore noir, — 54º l'Acide prussique, — 55º la Fève de
Saint-Ignace, — 56º l'Ipécacuanha, — 57º le Sous-Carbonate
de Potasse, — 58º l'Iodure de Potassium, — 59º le Lachésis, —
60º la Laitue vireuse, — 61º l'Ortie blanche, — 62º le Laurier-
Cerise, — 63º la Lobélie enflée, — 64º le Lycopode, — 65º
le Mercure, — 66º la Mercuriale vivace, — 67º le Mézéréon,
68º l'Acide muriatique, — 69º le Sous-Carbonate de Soude,
— 70º le Muriate de Soude, — 71º le Sulfate de Soude, —
72º le Nitrate de Potasse, — 73º l'Acide nitrique, — 74º la
Noix vomique, — 75º la Noix de noyer, — 76º la Noix muscade, — 77º le Laurier-Rose, — 78º l'Huile animale de Dip-
pel, — 79º l'Huile de Pétrole, — 80º le Phosphore, — 81º
l'Acide phosphorique, — 82º le Plomb, — 83º la Pulsatille.

— 84° la Rhubarbe, — 85° la Rave, — 86° le Rosage à fleurs blanches, — 87° le Sumac vénéneux, — 88° la Salsepareille, — 89° le Seigle-Ergoté, — 90° le Séné, — 91° la Sépia — 92° la Silice, — 93° la Spigélie anthelmintique ; — 94° l'Éponge brûlée, — 95° la Scille maritime, — 96° la Pomme épineuse, — 97° le Soufre, — 98° le Tabac, — 99° l'Émétique, — 100° la Térébenthine, — 101° la Germandrée maritime, — 102° le Thuia du Canada, — 103° l'Ellébore blanc, — 104° le Zinc, — 105° l'Aimant artificiel, — 106° l'Aimant pôle-nord, — 107° l'Aimant pôle-sud, etc., etc., etc. (1)

Il en serait de même de tous les symptômes que nous avons vus produits par la plupart des substances médicinales, tels que le vertige, les maux de tête, les bourdonnements d'oreilles, le hoquet, le coryza, l'asthme, le prurit, etc., qui doivent être guéris à peu près indifféremment par toutes ces mêmes substances.

Encore une fois, l'on éprouve une véritable honte à combattre des niaiseries de cette espèce qui doivent vous paraître au-dessous de toute critique et de toute réfutation. On aurait même de la peine à croire qu'elles sortent de la plume d'un Médecin, si l'on ne savait que celui qui les a écrites, après s'être marié à l'âge de quatre-vingts ans, a fini le cours de ses divagations dans une maison d'aliénés. Cette triste origine de l'Homœopathie nous donne bien le droit de ne pas prendre au sérieux les personnes et les rêveries des Médecins qui se font les disciples et les continuateurs d'un pauvre fou. Il doit certes être permis de mettre un instant de côté toute gravité doctorale, et de prendre le ton qui paraît le plus propre à faire ressortir toutes ces absurdités.

Le traitement des maladies aiguës est l'*A*, *B*, *C* des Ho-

(1) M. Jahr, *Manuel*, pag. 531, 533, tom. IV.

mœopathes. Leurs médicaments polychrestes, comme je
vous l'ai déjà dit, sont des selles à tous chevaux. L'*Aconit*,
la *Belladone*, l'*Arnica*, la *Noix vomique*, etc., administrés à
des doses absolument inappréciables, deviennent entre
leurs mains des agents thérapeutiques doués d'une puissance qui s'accroît en raison inverse de leur volume, et à
l'aide desquels ils jugulent ou plutôt ils anéantissent les in-
flammations les plus intenses. Les fièvres rhumatismales et
catarrhales (1), les affections gastriques et gastro-intesti-
nales, les fièvres inflammatoires, sont guéries par un atome
d'*Aconit*, de *Belladone*, de *Bryone*, de *Camomille*, etc., etc.,
avec une égale facilité (2). Il en est de même, au reste, de
l'Encéphalite, de la Céphalalgie, de la Pleurésie, de la
Pneumonie et de toutes les maladies à forme inflammatoire
et autres (3). Il n'est pas jusqu'aux coups de bâtons contre
lesquels cette École n'ait trouvé un spécifique dans l'*Arnica* (4). Et comme vous savez qu'il suffit, pour éprouver
l'effet salutaire d'un médicament homœopathique, d'en flairer un instant la moindre parcelle, on pourrait à la rigueur
braver les coups et les chutes, si l'on portait dans sa poche
un morceau de cette précieuse substance. Il conviendrait
peut-être de faire l'expérience dans un milieu ambiant parfaitement pur, pour ne pas s'exposer à voir l'action de l'*Arnica* neutralisée par quelque molécule antidotaire.

Du moment où les Homœopathes sont parvenus à guérir
toutes sortes de maux avec une si grande facilité, les vieux
cadres nosologiques ont été trop étroits pour leur génie
actif, et ils se sont donné le plaisir d'en étendre les limites,

----

(1) Je me sers de ces dénominations génériques pour abréger l'énumération de ces maladies.

(2) *Manuel de Jahr,* tom. iii, pag. 178-79.

(3) *Manuel de Jahr,* tom. iii, pag. 265, 269.

(4) *Manuel de Jahr,* tom. iii, pag. 126.

afin de nous mieux démontrer la puissance de leur art. C'est ainsi qu'ils ont créé une foule de maladies qu'on ne connaissait pas avant eux, et présenté immédiatement des spécifiques pour leur guérison. Le chapitre III du *Manuel de M. Jahr* va nous en offrir de nombreux exemples. Le bâillement, entre autres, qui ne nous paraissait pas bien dangereux, et pour lequel on se contentait de faire un somme si le cas l'exigeait, le bâillement doit être combattu, selon les Homœopathes, avec la dernière vigueur par l'*Arsenic*, la *Noix vomique*, la *Bryone*, l'*Aconit*, etc. Comme la durée d'action de ces agents est en terme moyen de huit à quinze jours, il faudrait trouver un sujet bien réfractaire à cette action, si l'envie de dormir ne lui passait pas dans cet intervalle. Il existe, au reste, un médicament approprié à chaque espèce de bâillement : l'*Euphorbe* et le *Soufre* contre les bâillements fréquents ; le *Corail* et le *Platine* contre les bâillements spasmodiques ; encore l'*Euphorbe* contre les bâillements qui vous prennent à la promenade ; les *Cantharides*, pour ceux du soir ; l'*Asperge*, pour ceux du matin..... et ainsi des autres variétés (1).

Le sommeil tardif, l'insomnie, maladies du même genre que le bâillement, réclament exactement les mêmes moyens (2).

Comme rien n'échappe à l'esprit sagace et éminemment observateur des Homœopathes, ils ont remarqué que tous les dormeurs ne gardent pas au lit une attitude également salutaire et satisfaisante ; que parmi eux les uns tiennent la tête penchée en avant, les autres en arrière, ou bien sur l'une ou sur l'autre épaule ; que celui-ci avait les bras au-dessus de la tête, tandis que cet autre les tenait derrière la

(1) *Manuel de Jahr*, tom. III, pag. 163-64.
(2) *Manuel de Jahr*, tom. III, pag. 165.

nuque ; que les jambes étaient tantôt allongées, tantôt demi-fléchies, d'autres fois écartées (1), etc., etc., et autres symptômes de même valeur. Ils ont pensé avec juste raison que des phénomènes aussi étranges ne présageaient rien de bon, et ils ont trouvé sur-le-champ dans l'*Aconit*, la *Pulsa-tille*, l'*Arsenic*, le *Phosphore*, la *Belladone*, *etc.*, des moyens de combattre victorieusement ces cruelles infirmités. Ils ne pouvaient manquer de réussir contre des maladies de cette nature, grâces à la longue portée des agents homœopathiques, car vous conviendrez qu'il faudrait avoir la main bien malheureuse, si l'on tombait sur un sujet assez entêté pour tenir ses mains derrière la tête pendant les quarante jours que dure l'action de l'*Agaric*, par exemple.

Le réveil, dont les Homœopathes ont découvert soixante-treize variétés (2), et le sommeil qui n'en contient que quatorze, sont traités avec le même succès, à l'aide des mêmes médicaments, auxquels ces Messieurs aiment cependant à en adjoindre quelques autres de la 2e et de la 3e classe, sans doute pour varier un peu leurs exercices et pour montrer la richesse de leur Répertoire.

A propos du réveil, je ne saurais me dispenser de vous faire remarquer le nouvel exemple du changement radical

---

(1) *Manuel de Jahr*, tom. iii, pag. 165 ; textuel !

(2) *Manuel de Jahr*, tom. iii, pag. 165-167. — Ce nombre de 73 n'est pas ici pris au hasard ; il paraît jouer un grand rôle dans l'Homœopathie. Outre les 73 variétés de réveil, il y a une foule d'autres choses qui se comptent par 73. Hahnemann en analysant la douleur, en a trouvé 73 espèces ou variétés, qui sont : la douleur chatouillante, coarctante, comprimante, corri-piante, énorme, furieuse, ardente, fouillante, fourmillante, crampoïde, glacétante, grattante, longue, mordicante, paralytique, picotante, roidissante, sécante, pruriteuse, résistante, resserrante, térébrante, tiraillante, tortillante, tournoyante, vibrante, vulsive, martelante, pinçante, ondulatoire, tractive simple, rongeante, intolérable, indéfinissable, indescriptible, etc., etc.

que les Homœopathes tendent à introduire dans les fonctions de notre économie. Le réveil est souvent accompagné
d'une certaine envie que nous appelions même un besoin,
et que nous recommandions à nos malades de satisfaire,
afin, disions-nous, d'éviter l'irritation de la vessie par le
séjour trop prolongé du liquide dont elle est le réservoir,
et de prévenir dans cette poche membraneuse le dépôt des
sels que ce liquide tient en dissolution. Précaution super-
flue ! un globule de Digitale ou de Morphine met à l'abri de
tout accident celui qui ne veut pas s'astreindre à cet usage
vulgaire de se débarrasser du superflu de la boisson (1). —
Inutile d'ajouter que les crevasses, les ruptures de la vessie
et autres désagréments de la rétention d'urine sont guéris
du même coup.

Montpezat, 13 Avril 1855.

MANEC, D^r m. p.

---

(1) *Manuel de Jahr*, tom. III, pag. 167, lig. 11-12.

VINGT-CINQUIÈME LETTRE.

A M. X...., élève en Médecine, à Paris.

Mon cher Ami,

Vous croiriez, peut-être, d'après la proscription en masse des *contraires* formulée par Hahnemann d'une façon très catégorique (voy. p. 202), que les Homœopathes se bornent constamment dans leur pratique à l'emploi des *semblables* ? — Détrompez-vous, mon cher ami, ces Messieurs seraient alors conséquents avec leurs principes, et ils tiennent à nous prouver qu'ils ne le sont jamais.

Ainsi, pour commencer par le Maître, nous avons vu (pag. 190) qu'il a compris la valeur conditionnelle du procédé antipathique dans les maladies à marche rapide. Les plus sages de ses disciples vont encore plus loin que lui dans

cette voie, et ils s'efforcent d'éloigner les causes détermi-
nantes et occasionnelles des maladies ; ce qui rentre dans la
bonne Médecine, et ce qui suffit souvent pour guérir les
malades. L'auteur du grand ouvrage sur la Thérapeutique
Homœopathique des maladies aiguës et chroniques, prescrit
aussi les *contraires* dans les asphyxies, et il abandonne les
semblables là où le danger devient extrêmement pressant (1).

Voulez-vous voir comment cet habile Homœopathe traite
la Cyanose pulmonaire ? — Le voici :

« Il faut d'abord recommander le plus grand repos, éviter
« les mouvements actifs, prescrire le silence, afin de ne pas
« fatiguer les poumons en parlant ; une nourriture tirée plu-
« tôt du règne végétal que du règne animal, l'abstinence des
« spiritueux ; l'eau pure ou, si elle répugne, la bière brassée
« avec du malt séché à l'air, doivent être les boissons ordi-
« naires. Le Médecin veillera à ce que les fonctions de la peau
« et des organes abdominaux s'accomplissent régulièrement.
« Les symptômes saillants indiquent, par leurs caractères,
« les remèdes auxquels il faut avoir recours pour les écar-
« ter et rendre la vie supportable aux malades. Si des symp-
« tômes d'hydropisie viennent se joindre à la Cyanose, on
« devra combattre cette complication par les remèdes que
« nous avons recommandés contre l'hydropisie. L'Homœo-
« pathe aura également à remédier aux congestions sangui-
« nes qui tendent à s'aggraver si on n'en arrête pas les pro-
« grès (2). »

Pas la moindre indication d'un remède homœopathique !
C'est à scandaliser les purs et les Homœopathes de bonne
foi, s'il pouvait y en avoir ! — Mais qu'ils se rassurent, le

(1) Hartmann, t. ii, p. 325 et suivantes.
(2) Hartmann, t. ii, p. 613.

docteur Hartmann ne se montrera pas toujours aussi raisonnable. C'est ainsi que nous le verrons conseiller contre l'ergotisme : les Solanées vireuses, l'Aconit, la Belladone, la Stramoine, la Jusquiame et enfin le Seigle ergoté lui-même ! Je vous le demande, est-il possible d'être plus Homœopathe que cela (1) ?

Nous reprenons l'examen de la Thérapeutique des Homœopathes par le chapitre III du *Manuel* de M. Jahr, où nous allons marcher de surprise en surprise.

La Belladone, déjà si riche en vertus curatives, possède encore une propriété bien merveilleuse que je dois vous faire connaître : Depuis l'antiquité la plus reculée jusqu'aux temps présents, l'homme bien portant et doué d'un bon appétit, qui se réveillait avec la faim, avait l'habitude d'aller prendre son déjeûner, et il faut même convenir que cela paraissait lui réussir assez bien. Il était cependant dans la mauvaise voie, comme tous les Allopathes, et une goutte de la 30me dilution de la teinture de Belladone aurait mieux fait son affaire, car elle apaise, le matin, la faim la plus canine (2). Il n'y a plus qu'à trouver un remède contre la faim de midi, et un troisième contre celle du soir, ce qui ne peut manquer d'arriver bientôt, grâces aux nombreux expérimentateurs de l'École, et nous pourrons nous moquer de la disette et braver la famine. Pauvre Parmentier, quel coup pour les pommes de terre !

Vous avez dû être surpris, j'en suis assuré, de voir le sommeil, qui joue un rôle important dans notre existence, ne compter que quatorze variétés, tandis que le simple réveil, qui lui est subordonné, nous en avait offert soixante-treize ; et cela vous a paru une injustice. Elle était trop

____

(1) Hartmann, t. II, p. 563 à 66.
(2) *Manuel* de M. Jahr. t. 3, ch. III, pag. 157, lig. 10.

criante, en effet, pour ne pas être réparée ; aussi les Homœopathes, qui n'y vont pas de main morte, ont-ils inventé cent soixante-quatre sous-variétés de sommeil (1). Enfin, pour rendre cette réparation encore plus éclatante, toute la matière médicale homœopathique trouve ici son application. Vous allez en juger par la simple énumération des moyens conseillés contre la première de ces semi-variétés, *le sommeil avec agitation dans le corps.* Les remèdes mis en usage contre cette dangereuse affection sont : *Aconitum napellus, Alumina, Agaricus muscarius, Arsenicum album, Aurum foliatum, Belladona, Bryonia alba, Calcarea carbonica, Carbo-animalis, Carbo-vegetabilis, Causticum, Chamomilla vulgaris, Clematis erecta, Cicuta virosa, Cina, Cocculus, Conium maculatum, Digitalis purpurea, Graphites, Guayacum officinale, Elleborus niger, Hepar sulfuris calcareum, Jalappa, Lauro-cerasus, Ledum palustre, Lycopodium clavatum, Magnesia carbonica, Magnesia muriatica, Mercurius, Natrum carbonicum, Natrum sulfuricum, Niccolum carbonicum, Nux juglans, Nux vomica, Oleander, Opium, Phosphorus, Phosphori-acidum, Platina, Pulsatilla nigricans, Ranunculus bulbosus, Rhododendrum chrysanthum, Ruta graveolens, Scrophularia nodosa, Secale cornutum, Senna, Sepia, Silicea, Spigelia, Stannum, Sulfur, Teucrium marum* et *Thuya occidentalis* (2). — Total : 53 médicaments de premier ordre ; l'on en compte à peu près autant pour chacune des 164 sous-variétés du sommeil. Quel luxe, ou plutôt quelle pauvreté !!!

Vous me demanderez peut-être si le nom de tous ces médicaments se trouve reproduit à la suite de chaque variété du sommeil, ce qui serait aussi long que fatigant ? Non, il n'en est pas tout-à-fait ainsi, et les écrivains de l'Homœo-

(1) *Man.* de M. Jahr, p. 169-174.
(2) *Manuel* de M. Jahr, t. iii, p. 169.

pathie, qui sont des hommes à ressources, ont adopté un procédé laconique, fort agréable à l'œil, et qui offre en même temps l'avantage d'exercer d'une manière très-utile l'esprit du lecteur, forcé de deviner ces espèces d'énigmes.

Par exemple, les substances dénommées plus haut s'écrivent comme il suit en Homœopathie :

Acon. alum. agar. ars. aur. bell. bry. cal. carb.-a. carb.-v. caus. cham. clem. cic. cin. cocc. con. dig. graph. guay. hell. hep. jal. laur. led. lyc. magn. magn.-m. merc. nat.-c. nat.-s. nicc. n.-jugl. n.-vom. olean. op. phos. phos.-ac. plat. pul. ran. rhod. rut. scroph. sec. senn. sep. sil. spig. stann. sulf. teuc. thuy. (1)

Ce n'est pas fort clair, mais c'est assez plaisant. Au fond, cette espèce de grimoire pourrait bien cacher un sens profond, quelque chose de cabalistique peut-être, qui contribuerait singulièrement à l'effet prodigieux de ces remèdes et des hautes dilutions. Ce sont là les secrets du Maître, et je n'ai ni la prétention ni le loisir de chercher à éclaircir de pareils mystères.

Ce procédé, presque hiéroglyphique pour le vulgaire, d'écrire par abréviation les noms latins des remède, n'a pas peu contribué au succès des Homœopathes, auprès des esprits superficiels. Cette pratique jointe à leurs habitudes, quand ils ne sont pas trop occupés, d'inscrire matin et soir, avec un soin minutieux et puéril, tous les phénomènes qu'ils observent chez le malade, tous ceux que celui-ci a remarqués lui-même, et enfin tout ce que peuvent raconter les personnes qui l'entourent, donnent aux Médecins de cette École, aux yeux de certaines gens, les apparences d'hommes savants, de Médecins consciencieux et de profonds observateurs. Rien ne plaît tant en général aux malades et n'est plus propre à vous gagner leur confiance que d'écouter avec une patiente com-

(1) *Manuel* de M. Jahr, t. III, p. 169.

plaisance le récit détaillé de leurs souffrances. Ils sont tellement préoccupés de leur état qu'ils jugent indispensable de nous en rapporter les circonstances les plus futiles, les plus insignifiantes et souvent fort étrangères à leur mal ; les croyant propres à nous donner une connaissance plus parfaite de leur maladie, tandis que tout cela est pour le moins inutile du moment où nous avons solidement établi un diagnostic d'après les symptômes caractéristiques. Le Médecin Homœopathe caresse avec un art infini cette faiblesse de ses malades, et il se fait du moins leur complaisant s'il ne peut leur être utile avec ses globules. Joignez à ce talent le goût général pour une thérapeutique qui n'offre ni remèdes désagréables à prendre, ni douleurs à supporter, et vous aurez le secret du succès de quelques Homœopathes.

Revenons à M. Jahr :

Il faut avouer cependant qu'il est une foule d'incommodités qui viennent troubler notre sommeil, et dont nous ne serions pas fâchés de nous voir débarrassés, si la chose était aussi facile que veulent bien le dire les Homœopathes. A les en croire, le hideux cauchemar, l'anxiété, les douleurs en général pendant le sommeil sont enlevés comme par enchantement à l'aide de l'*Aconit*, de l'*Alun*, etc., administrés aux doses que vous savez (1). Qui de nous ne voudrait s'y soustraire à si bon marché ?—L'*Arsenicum*, fort utile dans tous ces cas, comme dans tant d'autres, possède encore une vertu bien singulière et bien surprenante : *il empêche les dormeurs de glisser vers les pieds du lit* (2) !..... C'est toujours en vertu de l'axiome fondamental *similia similibus curantur*, que l'Arsenic nous rend ce service. Les nombreux Toxicologistes qui avaient expérimenté cette substance délétère avaient négligé de noter ce phénomène parmi ses symptômes : les Homœopathistes ont eu le bonheur de combler cette lacune.

(1) *Manuel* de M. Jahr, t. iii, p. 170-171.
(2) *Manuel* de M. Jahr, t. iii, p. 171, ligne dernière.

Nous devons donc remercier les Homœopathes d'avoir
songé à nous ménager ainsi un sommeil paisible et tranquille, et tout le monde s'empressera de profiter de leurs
conseils. Nous ne pouvons cependant les suivre dans leur
ardeur de tout guérir ou plutôt de tout annihiler avec leurs
terribles globules ; et à coup sûr je ne serai pas seul de
mon sentiment. J'en appelle à tous les hommes sensibles et
particulièrement aux hommes mariés : Quand on voit une
jolie femme s'endormir à son côté, l'esprit bercé par de
douces et tendres pensées, n'est-il pas naturel et n'est-on
pas heureux de trouver sur sa physionomie les traces d'un
aimable contentement et le sourire du plaisir? Eh bien ! ces
symptômes du bonheur n'ont pas trouvé grâce devant les
Homœopathes! Ces terribles guérisseurs, dans leur rage
d'effacer les phénomènes morbides, et tout est morbide à
leurs yeux prévenus, conseillent de combattre l'air riant par
la *Stramoine* (1); le rire par l'*Alun* (2); et le sourire, encore
plus dangereux, par le *Galvanisme* (3)! Galvaniser une femme
qui sourit en dormant!.... Mais quel danger y a-t-il donc là
pour sa santé générale?..... Si elle est d'un caractère aimable, il n'y a rien d'étonnant à la voir sourire en songeant
à son bonheur ou à son enfant; et il faut être bien Homœopathe pour y voir le plus léger inconvénient. Si, au contraire, elle est d'une humeur acariâtre, pourquoi priver son
mari d'un moment de repos? J'en demande bien pardon à
MM. les Homœopathes, cette pratique ne prendra point en
France : jamais un Médecin français ne profanera son art
au point d'aller, sans utilité bien reconnue, remplacer sur
une figure charmante les grâces du sourire par les grimaces
convulsives que produit la pile voltaïque; il n'y a que l'Allemagne, ce pays des revenants, des fantômes et de la danse

(1) *Manuel* de M. Jahr, tome iii, page 170, ligne 1.
(2)   IDEM.   173, ligne 1.
(3)   IDEM.   173, ligne 24.

macabre, où de pareils exemples puissent trouver des imitateurs.

Après une application, selon moi, si malheureuse des préceptes de leur art, les Homœopathes se devaient une revanche. Ils l'ont prise noblement dans leur Thérapeutique contre les rêves, qu'ils fauchent sans pitié à l'aide de leurs médicaments polychrestes et demi-polychrestes (1). Je les leur abandonne bien volontiers, puisque tous les mauvais rêves sont devenus inutiles depuis l'abolition de la loterie, et que réellement il n'y pas le moindre agrément à rêver chien, chat, voleurs, meurtres, etc. Je demanderai grâce cependant pour les rêves gais et agréables; je ne les crois pas dangereux; ils bercent notre imagination de douces chimères : pourquoi vouloir nous en priver?

La classification savante des rêves (2) me paraît au reste avoir été empruntée aux anciennes sibylles des bureaux de loterie. C'est vous dire que j'ai cru y reconnaitre une espèce de larcin ou de plagiat; je puis le signaler avec d'autant moins de scrupule, qu'en fait de rêveries, la Doctrine Homœopathique est assez riche de son propre fonds, et qu'elle ne cède le pas à aucune autre espèce d'utopie.

Cette section 4 du chapitre III pourra vous sembler, comme à moi, un objet purement de luxe, puisque les malades n'ont guère l'habitude de nous consulter pour leurs rêves...... Je

(1-2) *Manuel* de M. Jahr, tome III, p. 174-178. — Toute la matière médicale trouve son application contre les rêves; les *Acétate de cuivre*, de *Morphine* et de *Mercure*, les *Acides*, l'*Aconit*, l'*Agaric*, l'*Aimant*, l'*Aloès*, l'*Alumine*, l'*Ambre gris*, l'*Ammoniaque*, l'*Anémone*, l'*Angusture fausse*, l'*Angusture vraie*, l'*Anis*, l'*Antimoine cru*, l'*Araignée diadême*, l'*Arbre à poison (Sumac v.)*, l'*Argent*, l'*Argile*, l'*Armoise*, l'*Arnica*, l'*Arsenic*, l'*Asperge*, etc. — Notez bien que je m'arrête à la première lettre de l'Alphabet, sans cela j'aurais à énumérer tous les médicaments connus. Il était facile de prévoir qu'il devait en être ainsi; car du moment où nous avons vu que tous les médicaments font rêver pendant les expériences pures, ils doivent être également propres à guérir les rêves. A quoi bon faire un choix?

me garderai bien de m'embarquer à la recherche de son utilité ; il vaut mieux réserver cette question pour l'avenir, de
même qu'il n'appartient qu'à lui de décider si le rêve, phénomène, essentiellement fugace, doit sa disparition à l'effet
du remède qui lui est opposé, ou bien s'il finit d'une manière
naturelle pendant que s'épuise l'action de ce dernier. Cette
action, en effet, pouvant durer plusieurs jours, on voit aussi
pendant ce temps le soleil et la lune se lever et se coucher
un certain nombre de fois, sans qu'on puisse l'accuser d'exercer la plus légère influence sur la marche de ces astres. —
N'en serait-il pas de même à l'égard des rêves ?.... Question
brûlante, que je ne puis aborder à la fin d'une lettre, et qui
ébranlerait la Doctrine des doses infinitésimales, si elle était
résolue par l'affirmative !

Ici se termine ce que j'avais à vous dire sur la théorie et
la pratique de l'Homœopathie ; il ne me reste qu'à formuler
des conclusions que vous devez pressentir à l'avance. Par
suite des longs développements dans lesquels je suis entré,
je crois vous avoir mis à même de pouvoir bien apprécier le
mérite et la portée de cette prétendue Doctrine. De nouveaux détails sur ce sujet seraient parfaitement superflus.
— Vous me rendrez cette justice, j'espère, de convenir que
j'ai discuté avec assez de patience et une entière bonne foi
des principes qui ne paraissent pas mériter cet honneur. Si
j'ai un peu changé de ton en vous parlant de la Thérapeutique dérisoire de cette singulière École, c'est qu'il ne
m'a pas été possible de prendre au sérieux ce qu'elle nous
enseigne sur l'efficacité des dilutions. Je vous l'avoue, cette
dernière partie de mon examen est celle qui m'a donné le
plus d'embarras ; il n'y avait pas moyen de discuter ici, les
Homœopathes se contentant d'affirmer sans faire aucune espèce de raisonnement. Que dire, en effet, à des hommes qui
affirment de sang-froid qu'une goutte de teinture quelconque peut communiquer des propriétés curatives très énergi-

ques à une masse d'eau plusieurs millions de fois supérieure à celle de notre globe ? Ne faut-il pas être véritablement en démence pour avancer, sans preuves, des faits de cette nature, en opposition formelle avec tout ce que nous connaissons sur les propriétés de la matière ? Il n'y a pas de raisonnement à opposer à ces divagations de maniaques et de cerveaux malades.

Vous me direz peut-être que j'affirme à mon tour, en niant l'action des remèdes ainsi dilués, et qu'entre ces assertions opposées vous n'avez d'autre motif, pour déterminer votre jugement, que le degré de confiance inspiré par chaque adversaire ? Oui, jusqu'ici j'ai souvent aussi affirmé sans preuves pour ne pas interrompre le cours de mon argumentation ; — mais vous verrez dans ma prochaine lettre sur quelles autorités imposantes et irrécusables reposent mes affirmations (1).

Montpezat, 27 Avril 1855.

MANEC, D^r m. p.

(1) Les eaux minérales, dont l'action salutaire dans une foule d'affections ne saurait être mise en doute, ont été adoptées par les Homœopathes comme des médicaments *dynamisés par la nature*. Si vous leur faites observer que ces eaux sont des médicaments très-composés, ils vous répondront : N'importe, ils sont dynamisés par la nature, et il est des exceptions à notre règle de l'unité des remèdes comme à toutes les autres. Si vous ajoutez que les substances qui entrent dans la composition des eaux minérales ne s'y trouvent pas à des doses infinitésimales, ils vous rappelleront que le choix du *simile* prime le choix de la dose, et que la question de celle-ci est purement secondaire. Enfin, si en croyant les pousser à bout, vous leur contestez ici la similitude, attendu que les personnes qui font le voyage des eaux en touriste et qui les prennent en amateur, devraient en rapporter les maladies que les autres vont s'y faire guérir, ce qui n'arrive jamais, ils vous réduiront au silence en ajoutant qu'il en serait certainement ainsi, mais que l'action antidotaire d'une seconde dose détruit fort à propos l'effet d'une première, de même que le seigle ergoté guérit l'ergotisme, et l'arsenic l'empoisonnement par cette même substance. Que si vous n'êtes pas satisfait des raisons de cette force, c'est que vous n'avez pas la foi, et vous ne comprendrez jamais l'Homœopathie.

VINGT-SIXIÈME LETTRE.

A M. X...., élève en Médecine, à Paris.

Mon cher Ami,

« Je ne croirai à un miracle, disait Voltaire, que lorsqu'il sera fait devant l'Académie des sciences de Paris ou devant la Société royale de Londres, assistées d'un régiment aux gardes pour écarter la foule des ignorants et des fanatiques. »

On ne saurait trop se conformer à ce sage conseil du Patriarche de Ferney et se tenir en garde contre les deux plus grands ennemis de la vérité : l'Ignorance et la mauvaise Foi. Il est prudent de ne recevoir qu'avec une extrême réserve les faits qui se présentent en contradiction formelle avec les lois éternelles de la nature, et de n'en admettre la réalité qu'après les avoir vus analysés, discutés et reconnus pour vrais par des hommes spéciaux dans la matière.

Ainsi devons-nous nous conduire en Médecine. Notre constitution n'a pas sensiblement changé depuis le commencement du monde, et les agents extérieurs continuent à exercer sur nous à peu près la même influence. En effet, les poisons violents tuent encore comme ils tuaient du temps de Mithridate et de Locuste, et le vin enivre comme aux siècles de Bacchus et de Noé. Les faits de cette nature une fois bien établis, sont inébranlables ; et il n'y a ni système ni théorie qui puissent prévaloir contre eux. Lors donc que les Homœopathes viennent nous dire, contrairement à ce qu'enseignent l'expérience et la raison, qu'une maladie est guérie par un agent propre à produire cette même maladie, et qu'un décillionième de grain d'une substance inerte conserve une activité très énergique, au lieu de crier au miracle, comme font les sots, nous devons tenir les choses en suspicion, nous méfier du jugement ou de la bonne foi des Homœopathes, et nous hâter d'en appeler à l'expérimentation pour ne pas être accusés de juger avec légèreté un prétendu système qui intéresse si directement la santé de nos semblables.

C'est ce qui a été fait depuis longtemps pour l'Homœopathie, et cela par des autorités si compétentes et si haut placées, qu'il n'est plus permis, après avoir lu ce qui va suivre, de conserver le plus léger doute sur le danger de cette Doctrine.

En 1829, le docteur de *Horatiis* fut autorisé à traiter pendant quarante jours un certain nombre de malades dans une salle d'un hôpital de Naples, sous la surveillance d'une commission composée des Médecins les plus instruits de cette ville. Toutes les précautions nécessaires pour prévenir les sujets d'erreur furent prises avec un soin minutieux. C'est ainsi que les médicaments préparés par le Médecin Homœopathe, sous les yeux de la Commission, furent renfermés dans une boîte à double clef dont une resta à la garde des Commissaires et l'autre à celle du docteur de Horatiis. Un factionnaire fut placé à la porte de la salle, avec l'ordre de ne laisser entrer le docteur de Horatiis qu'avec les Commissaires, et réciproquement.

M. de Horatiis administra les médicaments en présence des Commissaires. Le résultat des expériences fut complètement nul : ou les maladies s'aggravaient ou elles restaient stationnaires. Jamais elles ne furent avantageusement modifiées par le traitement.

Au bout de quarante jours, pendant lesquels on avait successivement donné : le 13 avril, *Aconit* 1 goutte, 20e dilut. ; le 15, 1/4 goutte *Bryone*, 30e dilut. ; le 16, 1/8 goutte *Bryone*, 30e dilut. ; le 20, *Rhus radicans*, 1 goutte 31e dilut. ; — le 25, on fit flairer un petit flacon contenant *Aconit* 30e dilut. ; — les 26 et 27, on donna *Digitale* 1 goutte 15e dilut. ; le 30, *Noix vomique* 1 goutte, 30e dilut. ; le 4 mai, *Pulsatille* 1 globule 15e dilut., etc., etc. — Un malade, affecté de pleurésie, se trouva à peu près dans le même état qu'à son entrée (1).

A Saint-Pétersbourg, le Conseil médical, après avoir expérimenté ce traitement, le déclara inutile ou dangereux dans le cas où il faut agir ; en conséquence, il en proposa la défense dans tous les établissements sanitaires dépendants du Gouvernement. Cette défense fut ordonnée (2).

Le docteur Seidlitz, de la même ville, fit une série d'expériences avec la poudre de substances inertes, après avoir agi sur l'imagination des malades, et il obtint le plus sou-

(1) *Des Quarante Jours de la Clinique Homœopathique établie à l'hôpital militaire de Naples, sous la direction du chevalier Cosme de Horatiis,* par le chevalier Pascale Panvini ; — Naples, in-8°.

(2) *Gazette Médicale,* 1853, tom. 1er, pag. 569.

vent des accidents extraordinaires. Il en conclut que la vogue de l'Homœopathie doit être rangée parmi les épidémies d'aliénation mentale (1).

Je suis parfaitement de l'avis du docteur Seidlitz ; je crois même que ce genre de folie est héréditaire, comme toutes les autres maladies mentales, puisque je vois dans la composition de la Société Gallicane que toute la famille du docteur Simon est affectée d'Homœopathie.

Le chef de cette famille, qui est venu faire le bravache contre l'Allopathie au dernier Congrès de Bordeaux, n'a pas toujours été aussi courageux. En 1835, alors qu'il était secrétaire perpétuel de la Société Homœopathique et professeur de cette puérilité, le docteur Marmorat lui proposa d'expérimenter des médicaments sans en connaître le nom, et de déduire ensuite celui-ci d'après les effets pathogénétiques obtenus. C'était un moyen assuré de prouver aux incrédules que les médicaments homœopathiques avaient une action réelle, et ensuite que les Homœopathes connaissaient bien cette action. L'honorable secrétaire accepta d'abord la proposition, mais le lendemain il ne voulut expérimenter que des médicaments dont il connaîtrait le nom. La nuit avait porté conseil.

Revenons aux hommes sérieux :

En 1830 le docteur Pointe, professeur de clinique à l'Hôtel-Dieu de Lyon, mit à la disposition du docteur Gueyrard, Médecin Homœopathe, trente lits de son service. Celui-ci, en présence de nombreux élèves et de plusieurs Médecins de la ville, administra les doses des remèdes et prescrivit le régime. Après dix-sept jours il ne reparut plus, attribuant ses insuccès *aux miasmes de l'établissement.*

En 1833, l'illustre Broussais tenta des expériences, au

<hr>

(1) *Journal des Connaissances Médico-Chirurgicales.* tom. ii, pag. 29.

Val-de-Grâce, sur des malades affectés de maladies aiguës. J'assistai à ces expériences avec le plus grand intérêt, et j'y pris ma part, ayant été chargé d'administrer les remèdes Homœopathiques les jours où j'étais de service. Broussais fut bientôt forcé de suspendre ce traitement, ne voulant pas, nous dit-il, laisser courir d'aussi grands dangers à ses malades, dont l'état ne faisait qu'empirer de jour en jour.

M. le professeur Andral fit à la Pitié, en 1833 et 1834, des expériences cliniques sur l'Homœopathie. Toutes les précautions ayant été prises pour que les médicaments fussent préparés le plus homœopathiquement possible, et pour qu'aucune circonstance hygiénique ne vînt troubler leur action.

Voici les effets obtenus :

1° Sur une première série de 54 malades, 8 seulement présentèrent une amélioration passagère qui se prolongea sans autre médication ; et 46 restèrent dans le même état. Les cas d'améliorations furent : quatre cas de douleurs nerveuses, un cas d'angine, un cas de diarrhée suivie de constipation, et enfin un rhumatisme arrivé au dix-huitième jour ;

2° Dans la deuxième série, sur 35 cas, il fut obtenu :

Guérisons...................... zéro !
Résultats négatifs.............. 27
Effets insignifiants............. 3
Effets nuisibles................ 1
Effets favorables.............. 4

Faites la part des guérisons spontanées, et voyez ce qui reste à l'Homœopathie.

M. Andral l'a trouvée sans action sur la Fièvre intermittente, l'Arthrite, la Congestion cérébrale, l'Hémiplégie, la Bronchite, l'Hydropéricarde, l'Hyperthrophie du cœur, la

Pleurodynie, la Gastro-Entérite chr., le Lumbago, les Tubercules pulmonaires, le Tremblement Mercuriel, la Syphilis, l'Aménorrhée, la Dysménorrhée et même la Constipation (1).

Ce même professeur prit et fit prendre du *quinquina* à dix ou douze personnes en bonne santé ; d'abord, à des doses Homœopathiques, il n'obtint rien ; puis à diverses doses, sous différentes formes ; aucun des expérimentateurs n'éprouva le moindre accès de fièvre.

Des expériences semblables furent faites avec l'*Aconit*, le *Soufre*, l'*Arnica*, et les autres substances les plus vantées ; elles durèrent plus d'une année et n'amenèrent aucun résultat (2).

En 1833, plusieurs élèves de M. Récamier furent soumis au régime Homœopathique qu'ils observèrent rigoureusement ; en même temps ils prirent chaque jour d'abord un, puis deux, puis dix, puis enfin quatre-vingts globules des médicaments les plus actifs. Ils n'en éprouvèrent pas le moindre inconvénient. Que penser alors, ajoutent MM. Trousseau et Gouraud, de ce Médecin Homœopathe qui, pour avoir pris un décillionième, pour avoir respiré par les deux narines, au lieu de ne respirer que par une seule, de l'alcool tenant en dissolution la quinquillionième partie d'un grain d'*Arnica*, a failli être victime d'accidents apoplectiques (3).

M. Bally raconte que MM. Currie et Léon Simon, tous deux rédacteurs du *Journal Homœopathique*, se présentèrent dans son service à l'Hôtel-Dieu, pour y faire des expériences. M. Currie traita des malades homœopathiquement pendant quatre à cinq mois, avec des médicaments qu'il avait fait venir d'Allemagne, de la même pharmacie où Hahnemann faisait

(1) *Journal des Connaissances médicales,* juin, 1834.
(2) Séance de l'Académie de Médecine, du 17 mars 1835.
(3) *Journal des Connaissances médicales,* tome 1, p. 240.

préparer les siens. Un registre fut tenu par M. Currie et par M. Gross, interne de M. Bally. Au bout de quatre à cinq mois, M. Currie se retira en avertissant qu'il remettait la suite des expériences à l'année prochaine (c'est-à-dire aux calendes grecques).

Je dois déclarer, ajoute M. Bally, que de tous les malades ainsi traités, pas un seul n'a guéri. Deux faits font exception ; les voici : Le premier concerne une femme affectée de cancer de l'utérus. Elle est sortie après trois ou quatre mois de guérison, se disant soulagée. Quinze jours après elle est rentrée à l'hôpital pour la même affection, et elle y a succombé. L'autre observation a trait à une de ces affections qu'on appelle aujourd'hui fièvres typhoïdes : Deux hommes entrèrent presque en même temps dans mon service, affectés tous les deux de symptômes presque absolument semblables. M. Currie en prit un qu'il traita homœopathiquement, je traitai l'autre par la méthode ordinaire. Mon malade guérit en dix-huit jours, celui de M. Currie ne sortit qu'après trois ou quatre mois.

C'est devant l'Académie de Médecine, dans la séance du 17 mars 1835, que parlait ainsi l'honorable M. Bally. Un autre académicien, M. Itard, qui avait demandé jusque-là qu'on autorisât l'établissement d'un Dispensaire Homœopathique, parce que la question paraissait douteuse, s'écria:

« La question n'est plus douteuse, après les faits qui vien-
« nent d'être cités par MM. Andral et Bally. »

M. Bouillaud demanda une liberté entière dans les Doctrines, mais non dans les applications aussi malfaisantes; je ne veux pas qu'on accorde la liberté de tuer, dit-il. On craint d'affliger des confrères qui sont dans l'erreur! Mais ne savez-vous pas qu'il y a parmi ces Homœopathes autre chose que des dupes; que l'Homœopathie est le refuge des fripons et des charlatans! Non, pas de Dispensaires! D'ailleurs, il n'y en aura pas, n'ayez pas peur ; la Société Homœopathique a voulu faire parler d'elle, et voilà tout (1)!

Ne dirait-on pas que ces paroles s'adressent aux grands hableurs du Congrès de Bordeaux ? à ces pourfendeurs de l'Allopathie qui sont rentrés sous terre dès qu'on a voulu discuter leurs misères ?

Dans cette même séance, M. Castel pense aussi que la Société Homœopathique ne met pas de bonne foi dans sa demande ; qu'elle n'a eu d'autre but que de faire parler d'elle.

M. Double voudrait qu'on nourrît les Homœopathes homœopathiquement ; qu'on les condamnât, lorsqu'ils sont malades, à être traités selon leur méthode : ce serait un sûr moyen d'en finir.

Après trois jours de discussions, les 10, 17 et 24 mars, l'Académie adopte à l'*unanimité* une réponse à M. le Ministre de l'Intérieur où l'on remarque le passage suivant :

« Chez nous, comme ailleurs , l'Homœopathie a subi l'é-
« preuve de l'investigation des faits, elle a passé au creuset
« de l'expérience ; et chez nous, comme ailleurs, l'observa-
« tion fidèlement interrogée a fourni les réponses les plus
« catégoriques et les plus sévères. Car si l'on préconise quel-
« ques exemples de guérison pendant le traitement Homœo-
« pathique, on sait du reste que la préoccupation d'une ima-
« gination facile, d'une part, et d'autre part les forces mé-
« dicatrices de l'organisme, en revendiquent à juste titre le
« succès. Par contre, l'observation a constaté les *dangers*
« *mortels* de pareils procédés, dans les cas fréquents et gra-
« ves de notre art, où le Médecin peut faire autant de mal
« et causer non moins de dommage en n'agissant point du
« tout, qu'en agissant à contre sens.

(1) Séance de l'Académie de Médecine, 17 mars 1835,

« La raison et l'expérience sont donc réunies pour re-
« pousser de toutes les forces de l'intelligence un pareil sys-
« tème, etc., etc. »

Après cette discussion solennelle, commandée à l'Académie par l'intérêt qu'elle apporte à tout ce qui intéresse la
santé publique, plutôt que par le sérieux de la question, la
docte Compagnie a considéré ce procès comme définitivement vidé, et elle n'a plus eu à s'en occuper depuis. En 1849,
seulement, consultée par M. le Ministre de l'Intérieur sur le
mérite d'une décision prise par le Conseil d'administration
de l'hôpital de Bordeaux, par laquelle M. Marchant, Médecin Homœopathe, avait été privé pour ce fait de son service
à l'hôpital, l'Académie répondit que cette mesure était lé-
gale et bien méritée.

Chacun sait que la Faculté de Médecine de Paris ayant
été consultée il y a peu de temps sur l'opportunité de la
création d'une chaire Homœopathique, tous ses membres
indignés se soulevèrent, et offrirent en masse leur démis-
sion pour prévenir un pareil scandale.

Enfin, en dehors de ces deux autorités médicales de premier ordre, la Faculté de Paris et l'Académie de Médecine,
le Corps des Médecins de cette grande cité, tenant à honneur
de suivre les inspirations de ses illustres chefs, a repoussé
de son sein les Homœopathes en écrivant dans son règlement :

« Tout membre qui acceptera une consultation avec un
« *Somnambule, Magnétiseur, Homœopathe ou Charlatan de la*
« *même espèce*, sera considéré comme démissionnaire (1)!

O public badaud et crédule ! que te faut-il de plus ?

(1) Règlement de l'Association des Médecins de Paris.

Est-il besoin d'ajouter qu'il est facile pour tout le monde de se convaincre chaque jour et presque à chaque instant de la vie que les doses Homœopathiques sont absolument sans action sur notre organisme ? — Nous ne respirons jamais un air parfaitement pur, il contient toujours une foule de molécules étrangères et médicamenteuses dynamisées par l'art ou par la nature, et cependant nous n'en ressentons les effets que lorsque ces substances se trouvent dans l'atmosphère en proportion assez notable comme cela arrive dans le voisinage des marais, de certaines usines ou de tout autre foyer d'infection. Partout ailleurs les tempéraments les plus délicats peuvent braver ces mélanges adultérins d'éléments divers et de l'air, avec une impunité désolante pour les Homœopathes. La terre ne serait peuplée que de moribonds ou tout au moins de cachectiques ou de valétudinaires, si nos organes étaient impressionnables aux doses infinitésimales. Heureusement il n'en est point ainsi, et tout individu porteur d'une bonne santé est encore une protestation vivante contre les prétentions absurdes de l'Homœopathie.

Montpezat, 4 Mai 1855.

MANEC, D^r m. p.

27me ET DERNIÈRE LETTRE.

A M. X...., élève en Médecine, à Paris.

MON CHER AMI,

Si j'ai su remplir le but que je m'étais proposé, en commençant cette étude critique sur l'Homœopathie, il doit vous être parfaitement démontré :

Que la Médecine des *contraires*, cette Allopathie illustrée par tant d'hommes célèbres, n'est pas encore aux abois, malgré la condamnation portée contre elle par Hahnemann ; qu'elle guérit même quelques malades ; qu'elle a toujours été et qu'elle restera la Médecine des bons esprits ;

Que le principe des *semblables* est faux, si on l'applique d'une manière générale, comme le veulent les Homœopathes ;

une Pneumonie ne peut en guérir une autre, et un second coup de bâton ne saurait en effacer un premier, alors même qu'il le couvrirait exactement ;

Que la maladie n'est pas de nature immatérielle, ainsi que le prétend Hahnemann. C'est une altération matérielle de nos organes, sans quoi elle échapperait à nos sens, et l'on ne concevrait pas comment les médicaments pourraient avoir de l'action sur elle, le matériel n'agissant pas sur l'immatériel ;

Que les maladies ne sont pas constituées par des groupes de symptômes seuls ; ceux-ci ne sont que les effets d'une cause qu'il faut s'appliquer à découvrir et à détruire, si l'on veut triompher sûrement de la maladie ; et par conséquent les Homœopathes ont tort de ne s'attaquer qu'aux symptômes et de négliger la cause qui les a produits ou qui les entretient : *Sublatâ causâ, tollitur effectus* (1) ;

Que ce serait anéantir la tradition et nier les bienfaits de l'expérience de prétendre que chaque cas pathologique constitue une maladie différente de toute autre et demande un traitement spécial ; car il n'existe pas de ressemblance parfaite et absolue entre les maladies ; elles présentent souvent des analogies qu'il faut savoir saisir pour nous servir de guide dans leur traitement ;

Que la grande division des maladies chroniques en trois espèces est arbitraire et incomplète, puisque les neuf dixièmes de ces maladies ne sont ni *syphilitiques*, ni *sycosiques*, ni *psoriques*. Conséquemment le traitement homœopathique, fondé sur cette division, pèche par sa base ;

----

(1) Il est, en effet, si commode de ne pas rechercher la cause des maladies et de ne faire que de la Médecine symptômatique, que l'on serait presque tenté de croire que les Homœopathes ne font de cette Médecine que pour se dispenser de la peine que donnent toujours à un Médecin consciencieux les investigations indispensables pour arriver à un diagnostic certain.

Que l'essai des médicaments sur l'homme sain ne peut nous faire connaître que leur action physiologique et nullement leurs vertus curatives ; l'*usus in morbis* est seul propre à nous dévoiler celle-ci. Une tasse de moka n'agit pas de la même manière, suivant qu'elle est prise à la fin d'un bon repas ou pendant le délire d'une fièvre cérébrale ;

Qu'il n'y a jamais de ressemblance parfaite entre les symptômes d'une maladie et le tableau pathogénétique d'un médicament, pas plus qu'il n'y a d'analogie complète entre les effets passagers des médicaments et les altérations organiques souvent permanentes des maladies naturelles ; par conséquent, il n'y a pas de véritable *simile*, et le principe des semblables n'existe que de nom ;

Que les dilutions et les subdilutions ont pour effet réel de diviser les substances médicamenteuses dont la quantité matérielle va toujours en décroissant, de telle sorte qu'elle arrive bientôt au terme de sa divisibilité, et que les dilutions plus élevées n'en contiennent plus un atome ; d'où résulte le nihilisme de son action, en vertu de l'axiome : Rien de rien !

Que le développement de la force curative des médicaments par les secousses ou succussions est un mensonge ou une illusion. Cet exercice puéril ne peut spiritualiser le remède, il ferait plutôt perdre l'esprit à celui qui s'y livre ;

Qu'en supposant, ce qui n'est pas, que le principe des semblables fût une vérité, et que les Homœopathes possédassent des tableaux sérieux et exacts des maladies médicamenteuses, il s'ensuivrait qu'ils ne font jamais, au lit du malade, une application rigoureuse de ce principe. Il leur faudrait, pour cela faire, avoir un remède spécial pour chaque cas de maladie, et l'on sait qu'ils n'en emploient guère plus de vingt à trente. Ils devraient aussi rester constamment auprès du malade pour adapter un *simile* à chaque modification qui peut survenir dans son état. Or, c'est ce qu'ils ne font pas, et ce qui est impossible ;

Que varier le nombre des globules, changer de dilutions, passer même d'un médicament à un autre, alors qu'il est impossible d'établir la moindre différence entre toutes ces niaiseries, ce n'est pas agir de bonne foi : c'est tout bonnement amuser le malade pour multiplier le nombre de ses visites et pour grossir le compte du pharmacien ;

Que la méthode qui prétend guérir la Syphilis avec la Syphylis, la Teigne avec la Teigne, etc., l'Isopathie enfin, n'est que l'exagération du faux principe des semblables : c'est l'Homœopathie en délire !

D'où je conclus que la Doctrine homœopathique repose sur des assertions fausses et sur des principes absurdes, ridicules et contradictoires. En effet :

Prétendre que la méthode des contraires ne guérit jamais aucun malade (1ʳᵉ propos.), c'est nier l'évidence même. — De cette majeure seule et mensongère conclure qu'il n'y a que des remèdes homœopathiques à une maladie qui puissent guérir celle-ci, c'est raisonner contrairement aux lois de la logique et de la raison. Il en est de même lorsqu'on cherche à étayer cette proposition par quelques exemples de guérisons homœopathiques, car ces exemples sont des exceptions, et l'on ne peut conclure du particulier au général.

Déduire les vertus curatives des médicaments de l'action qu'ils exercent sur l'homme en santé, et composer un tableau de fantaisie plutôt que pathogénétique, avec les phénomènes si nombreux et si variables qui peuvent se manifester dans notre organisme pendant les cinquante ou soixante jours que dure l'action du remède expérimenté (2ᵐᵉ propos.), c'est partir d'une base trop mobile pour ne pas être erronée, et s'abandonner à une expérience trompeuse pour arriver encore à de fausses conclusions.

Affirmer sans preuves, et malgré les exemples contraires que nous présentent l'apoplexie, la catalepsie, le coma, etc., etc., que l'état de maladie augmente chez l'homme son aptitude à ressentir les effets thérapeutiques des médicaments (3ᵐᵉ propos.), pour s'autoriser à donner ensuite ceux-ci aux doses infinitésimales, peut paraître un procédé fort commode, mais à coup sûr très peu rationnel.

Enfin, dans le but d'administrer les remèdes à des doses d'une ténuité excessive, diviser ces substances par des dilutions et des subdilutions infinies, au moyen d'un procédé, la succussion, qui exalte aussi à l'infini leur vertu médicinale (4ᵐᵉ propos.), c'est vouloir se perdre à plaisir entre l'action de deux forces opposées, dont on ne peut, dit-on, calculer l'étendue, pour aboutir à l'inconnu, si ce n'était plutôt pour tomber dans le néant et le ridicule.

Ainsi, un mélange confus de lambeaux fripés, empruntés à la vieille Médecine empirique, à la vieille Médecine des symptômes, et surtout à la Médecine expectante ; tout cela, assaisonné d'un peu de mysticisme, d'une prétendue *spiritualisation* de la matière et gâté par son amalgame avec les produits d'une expérimentation essentiellement vicieuse et d'une matière médicale souverainement absurde : Voilà l'Homœopathie !

Quelle pitié !... Quelle misère !... Et néanmoins il se rencontre des Médecins Homœopathes et des malades assez crédules pour leur servir de victimes ! C'est l'éternelle histoire du sot et du plus sot qui l'admire. Si l'on voit même des hommes d'un mérite réel donner dans ces balivernes, il ne faut pas trop s'en étonner ; notre esprit est fait de telle sorte que les extravagances les plus inouïes ont toujours eu des partisans. Elles ne seraient jamais dangereuses et elles n'auraient pas besoin de réfutation si elles n'étaient patronées que par des sots. L'on dirait que le grand clavier de l'intelligence humaine fournit une prodigieuse variété de tons, depuis le mutisme de l'idiot jusques aux chants sublimes du poète; depuis les premiers rudiments de la pensée jusques aux conceptions gigantesques d'un Cuvier ou d'un Napoléon. Tous les genres de folie doivent avoir une corde particulière qui leur correspond sur cet immense instrument, et dès qu'on la touche, il y a toujours une partie du public qui vibre à l'unisson de cette corde-là. Cette loi démontrée nous permettrait d'expliquer les succès plus ou moins éphémères de tous les malheureux enfantements de notre cerveau. Les exemples se présenteraient en foule à l'appui de cette assertion, car l'histoire des travers de l'esprit humain a commencé avec notre espèce pour ne finir sans doute qu'avec elle.

Il y a donc des Homœopathes comme il y a dans ce monde de toutes sortes de rêveurs et d'utopistes. Je n'entends parler ici que des Homœopathes de bonne foi, car il faut dédaigner les charlatans et flétrir d'un juste mépris celui qui ne se sert des globules et des secousses que comme d'une espèce de jonglerie médicale propre à faire des dupes et à satisfaire de cupides passions. Les vrais Homœopathes sont-ils nombreux? Non, fort heureusement pour le salut des malades et aussi pour l'honneur de notre profession. Cette hérésie doit-elle voir grossir le nombre de ses adeptes, et est-elle appelée à un long avenir?... Sans vouloir faire le prophète on peut prédire encore que non. Où puiserait-elle ses éléments de succès, alors qu'elle se voit repoussée par toutes les sociétés savantes et par l'unanimité de l'École de Paris, sans contredit la première du monde? Que l'on insulte ses illustres professeurs en les accusant de rester attachés, par reconnaissance ou par routine, à des principes médicaux qui ont fait leur réputation et leur fortune, cela se conçoit. Mais un tel reproche ne peut atteindre le corps des agrégés; et cependant depuis près de trente ans, sur une centaine de ces jeunes professeurs qui ont figuré à la Faculté, tous remplis de savoir et avides de renommée, pas un seul n'a renié la Médecine de nos pères pour embrasser cette puérile nouveauté. Quelle différence entre l'accueil fait à l'Homœopathie et celui qu'a reçu l'éthérisation ?... — Mais aussi quelle différence dans les bienfaits qu'elles nous ont donnés ?

Je me proposais en terminant de formuler un blâme sévère et si bien mérité contre les propagateurs de cette Médecine moléculaire et nébuleuse importée en France par un de ces rêveurs si communs dans la Germanie. Je n'en ai plus le courage : le critique se sent désarmé en voyant des hommes d'un caractère honorable et fort instruits d'ailleurs, mentir ainsi à leurs antécédents et braver le ridicule pour professer de telles pauvretés. Il n'y a plus qu'à gémir et à se taire à ce triste spectacle des aberrations de l'esprit humain !

Mais les Homœopathes ne sont pas tous des dupes, a dit en pleine Académie et avec une grande autorité M. le professeur Bouillaud, l'Homœopathie est aussi le refuge des fripons et des charlatans (1) ! — Ces paroles d'un de vos Maîtres vous apprendront à fuir les hommes qui exploitent notre noble profession en véritables industriels, et à plaindre les Homœopathes de bonne foi, bien qu'il nous paraisse impossible d'excuser leur fol égarement et leur coupable persistance dans une Doctrine réprouvée par tout ce qui occupe un rang élevé dans la hiérarchie médicale. — Quant à ces hommes sans principes et sans vergogne, qui se présentent devant leurs malades en leur offrant le secours de deux méthodes à effets diamétralement opposés, et qui leur laissent la liberté du choix entre les *contraires* et les *sembla-*

____

(1) Discours devant l'Académie de Médecine, mars 1835.

bles, entre le blanc et le noir, ces hommes sortent du domaine d'une honnête critique pour tomber dans celui du mépris public.

Sans doute le temps et la raison qui ont fait justice de tant d'autres utopies finiraient bientôt par jeter celle-ci dans l'oubli. Mais comme toute fausse théorie qui intéresse la santé de nos semblables est extrêmement dangereuse par les conséquences funestes qu'elle peut entraîner après elle, il n'était pas permis de laisser l'Homœopathie fournir paisiblement sa déplorable carrière.... — Le public crédule, toujours porté à s'engouer de chimères et à se laisser prendre aux pompeuses promesses des charlatans, a besoin d'être sans cesse éclairé sur ses véritables intérêts pour échapper aux piéges qui lui sont tendus de toutes parts. C'était donc poursuivre un but utile et en même temps remplir un devoir d'honnête homme, que de lui faire sentir le vide et le néant de cette puérilité, et de lui en montrer les dangers réels malgré son inanité apparente et ses tristes ridicules.

Montpezat, 18 Mai 1855.

MANEC, D^r m. p.

TABLE DES MATIÈRES.

FIN DE LA TABLE.

Agen, Imprimerie de J-B. Barrière.

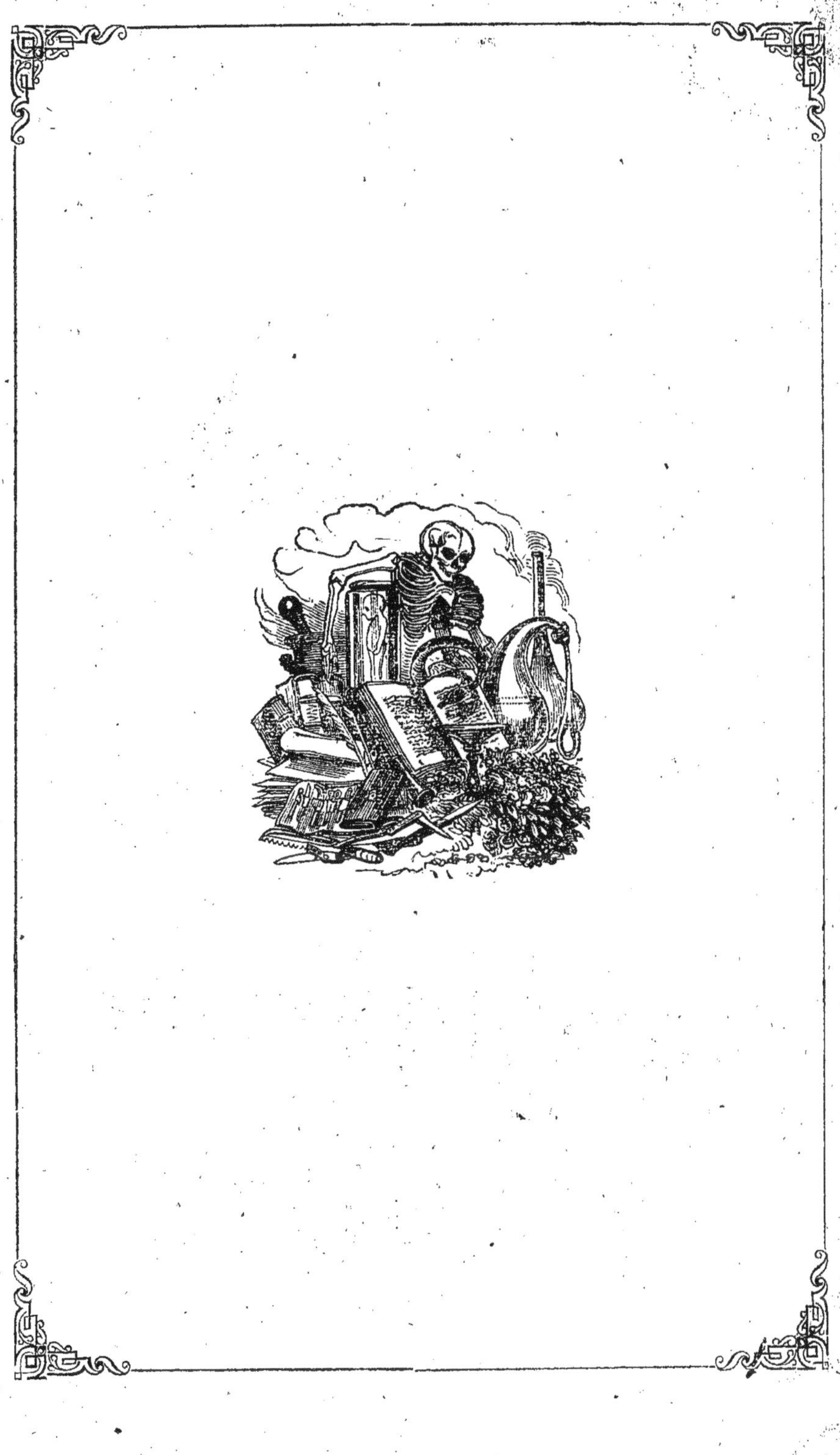